U0195845

常见病的治疗与调养丛书

肝病的治疗与调养

上海科学技术文献出版社

Shanghai Scientific and Technological Literature Press

大字本

三分治 七分养

图书在版编目(CIP)数据

肝病的治疗与调养／云普编.—上海:上海科学
技术文献出版社,2018
ISBN 978-7-5439-7637-5

Ⅰ.①肝…　Ⅱ.①云…　Ⅲ.①肝疾病-防治
Ⅳ.①R575

中国版本图书馆 CIP 数据核字(2018)第 125925 号

组稿编辑:张　树
责任编辑:苏密娅

肝病的治疗与调养

云　普　编

*

上海科学技术文献出版社出版发行
(上海市长乐路 746 号　邮政编码 200040)
全 国 新 华 书 店 经 销
四川省南方印务有限公司印刷

*

开本 700×1000　1/16　印张 16.75　字数 335 000
2018 年 7 月第 1 版　　2018 年 7 月第 1 次印刷
ISBN 978-7-5439-7637-5
定价:45.00 元
http://www.sstlp.com

目　录

肝病的治疗与调养

肝病的治疗与调养

各种肝病简介及治疗　35

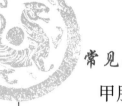

肝病的治疗与调养

肝病的治疗与调养

肝病的治疗与调养

肝病的治疗与调养

肝病的治疗与调养

肝病患者的保养与保健　151

肝病患者的日常生活调理 / 153

肝病患者的饮食调养　173

认识肝病

　　肝脏位于人体右季肋部和腹部，是人体中最大的腺体，也是最大的实质性脏器。

肝脏常识

肝是怎样一个构造

　　肝脏位于人体右季肋部和腹部，是人体中最大的腺体，也是最大的实质性脏器。肝的表面大部分覆盖有一层浆膜，深面为由富含弹性纤维的结缔组织形成的纤维囊。纤维囊结缔组织随血管、神经和肝管等进入肝实质内，构成肝的支架，并将肝分成许多的肝小叶。

肝脏内部是怎样一种构造

　　肝脏的表面有一层薄而致密的、由结缔组织构成的薄膜，这种薄膜深入肝脏内部形成一个网状的支架，将肝脏分隔为许多形态与功能都类似的"小房间"，叫做肝小叶。这样的组织在人的肝脏中约有 150 万个。肝小叶约有 $1mm \times 2mm$ 大小，呈多角棱柱体形状；一条静脉贯穿在小叶的中轴上，这条静脉就是中央静脉。肝细胞以中央静脉为中心呈放射状排列，形成肝细胞索；肝细胞索之间又相互连接成网状，网眼中有窦状隙和血窦；肝细胞之间的管状间隙形成毛细胆管。可以说,肝小叶是由肝细胞、毛细胆管、血窦和相当于毛细淋巴管的窦间隙所组成的。

成人的肝脏有多重

一般成年人的肝脏重量,男性为 1230～1450 克,女性为 1100～1300 克,占体重的 1/40～1/50。正常人的肝脏质软脆嫩,呈棕红色,血液供应丰富。

肝脏处在人体中的什么位置

肝的大部分位于右季肋部上腹部,小部分位于左季肋部,成人肝上界与膈穹隆一致,一般在锁骨中线与第五肋的交点位置。肝脏大部分为肋弓所覆盖,仅在腹上部左、右肋弓之间露出 3～5 厘米,贴靠腹腔前壁,所以,正常成年人一般是无法在右肋缘下触及肝下界的。在肝上界的位置正常时,成人如果在右肋缘下触及肝脏,多半已发生了病理性肝肿大。不过,儿童肝脏下界可低于肋弓。

另外,由于肝上界与膈面由冠状韧带相连接,故当人体呼吸时,肝可随胸膈的运动而上下移动,升降可达 2～3 厘米。

肝脏在人体中承担着哪些"任务"

总体上说,肝脏在人体中承担着以下几项任务:分泌胆汁作用;合成糖原、胆固醇、胆盐、脂蛋白、血浆蛋白作用;贮存糖原、脂肪和多种维生素(A、B、D、E)作用;解毒作用;吞

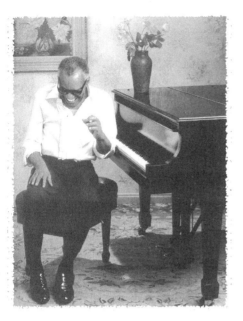

噬细菌、异物,起防御作用;造血作用。

肝脏是怎样为人体服务的

肝脏是人体最大的生化加工厂,承担着消化、解毒、代谢等重要功能。我们一日三餐所吃的食物必须依靠肝脏进行加工后,才能转化为生命活动所需要的能量。除了物质代谢外,肝脏还是人体内最大的解毒器官,体内产生的毒素废物、吃进去的毒物、有损脏器的药物等都必须依靠肝脏进行解毒。可以说,人没有肝脏,就没有了生命;肝脏一旦受损,健康也必将受损。

肝脏是怎样为人体保暖的

肝脏担负着各种物质的中间代谢环节,而且肝脏在进行各种活动时,都会产生一定的热量,这些热量对维持人体体温的恒定有着重要的作用。据研究,肝脏可提供人体所需能量的15%。白天,由于人体的肌肉几乎都处于活动状态,能产生大量的热量,因此足以维持人体所需;但到了晚上情况就大不一样了,由于肌肉的活动非常少,此时维持体温所需的热量,大部分必须得靠肝脏来提供了。因此,肝脏除了解毒作用之外,还有重要的保暖作用。

肝病的治疗与调养

经常做肝功能检查有什么必要

　　肝功能检查，就是通过各种生化检测与试验，确定出与肝脏功能代谢有关的各项指标，以反映出肝脏功能的基本状况。

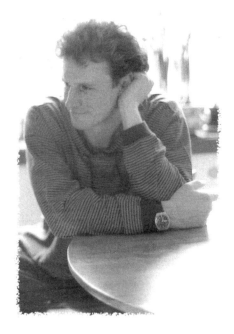

　　由于肝脏除肩负着肝动脉和门静脉双重血液供应通道外，还担负着肝静脉与胆道两条输出通道；其次，肝细胞内含有线粒体、粗面及滑面内质网，含多种酶类物质，而且肝细胞膜通透性大，正由于上述特点使肝脏具有多种代谢功能，其中某些特殊代谢功能还是肝脏所特有。由于肝脏功能具有多样性，所以检查肝功能的方法也很多：有关蛋白质的肝功能检查，主要有血清总蛋白、白蛋白与球蛋白之比、血清浊度和絮状试验及甲胎蛋白检查等；与肝病有关的血清酶类，主要包括丙氨酸氨基转移酶、天冬氨酸氨基转移酶、碱性磷酸酶及乳酸脱氢酶等；与生物转化及排泄有关的试验，主要有磺溴酞钠滞留试验等；与胆色素代谢有关的试验，主要有胆红素定量及尿三胆试验等。结合病史和症状选择一组或其中几项进行检查，有助于对肝功能的诊断及评价。

医生是怎样评价肝功能是否正常的

在临床上，医生在分析肝功能检查结果时，如何评价肝功能是否正常，主要考虑以下几方面问题：

（1）由于肝脏储备能力很大，具有很强的再生和代偿能力，因此肝功能检查正常，不等于细胞没有受损，而当肝功能检查出现异常时，必然反映出肝脏有广泛的病变。

（2）目前还没有一种试验能反映肝功能的全貌，因此，在某些肝功能受损害时，对其敏感的某个肝功能检查将首先表现出异常，而其他肝功能试验可能正常，所以临床上通常同时进行多项肝功能检查。

（3）某些肝功能试验项目并非肝脏所特有。如氨基转移酶、乳酸脱氢酶在心脏和骨骼肌发生病变时，亦可能发生变化。所以在判定肝功能试验结果时，还要注意排除肝外疾病或其他因素。

肝病的治疗与调养

初识肝病

什么是肝病

肝病是发生在人体肝脏部位的各种疾病的统称，是由于各种病因（如病毒感染、药物中毒、酗酒、各种理化因素等）引起的肝脏功能性和器质性病变。

肝病有哪些种类

肝病主要包括病毒性肝炎、药物性肝炎、酒精性肝病、肝硬化、原发性肝癌、肝脏肿瘤、遗传性肝病、肝脏代谢性疾病、肝脏血管性疾病等。临床常见的肝病以病毒性肝炎为主，是由不同类型的肝炎病毒感染引起的，如甲肝、乙肝、丙肝、丁肝、戊肝及庚肝等。从发病时间及病情迁延的程度又可分为急性肝炎、慢性肝炎、重型肝炎、瘀胆型肝炎等。

小儿肝炎有哪些特点

儿童肝脏的重量与体重的比例跟年龄成反比，也就是说,年龄越小,肝重与体重的比例就越大。儿童的肝脏免疫系统还未发育完善,与环境的接触比较少,仅有的免疫力是从母体获取的,而且这种免疫力在出生6个月之后就逐渐下降,因此,小儿半岁后免疫力低下,容易感染各种病毒,其中包括肝炎病毒。小儿的肝细胞代谢旺盛,因此,小儿肝炎具有以下特点:

(1)能引起小儿肝炎的病毒比较多,除了嗜肝病毒之外,还有巨细胞病毒、风疹病毒、埃可病毒、柯萨奇病毒等。

(2)乙肝病毒感染者中通过母婴传播的比例较高,占40%~70%。

(3)小儿肝炎的病原以巨细胞病毒感染为主,1~3个月的肝炎患儿,巨细胞病毒感染者占总感染人数的90%。

(4)患儿的肝炎类型以急性为主,慢性肝炎、肝硬化相对较少。

(5)感染乙肝病毒的患儿,由于免疫力低下,容易发展为慢性病毒携带者。

(6)患儿对药物比较敏感,疗程相对较短。

(7)嗜肝病毒中,甲肝病毒、戊肝病毒的感染率较高。

(8)6个月内的患儿肝炎预后差,年长儿童预后好。

(9)年长儿童病情较轻,临床以亚临床型及隐性感染居多。亚临床型的症状轻微且持续时间短,隐性感染无症状,常常直到入托甚至入学体检时才发现。6个月以内的患儿病情较重,转为重型肝炎者较多,病死率也相对较高。

小儿肝炎宜早发现、早治疗。由于儿童一般喜动,因此家长还要注意限制患儿的活动量,保证孩子充分休息,并注意增加营养和饮食调养。

儿童患了肝炎会有哪些症状

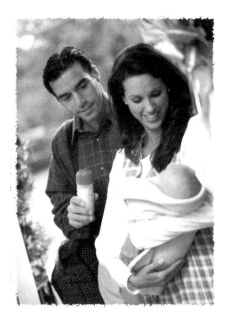

小儿慢性肝炎大多为乙型肝炎。慢性迁延性肝炎的患儿经常表现出轻微症状或无症状，肝脏轻度增大，肝功能轻度异常或间断出现异常；有时与慢性活动性肝炎无法区别，必须经病理检查才能鉴别。慢性活动性肝炎的病程长，可能影响部分患儿的生长发育。由于儿童肝脏代谢能力低于成人，蛋白合成能力差，肝脏受损时，白蛋白、纤维蛋白原、凝血因子合成不足，因而慢性肝炎患儿常见低蛋白血症和出血倾向，少数病例可发展为"肝性侏儒症"。面色欠光泽，消化道症状明显，肝脏增大，ALT持续增高或反复出现黄疸、肝掌、蜘蛛痣、水肿都是常见的症状和体征。

老年人患肝炎有什么特点

60岁以上的人所患的肝炎被称为老年人肝炎。由于老年人的生理机能减退，抵抗力、肝细胞的再生能力等都有所下降，因此，老年人肝炎有如下特征：

（1）老年人的肝炎发病率较低，占肝炎患者总数的2%～3%。

（2）以慢性肝炎、肝硬化为主，急性肝炎极少，大多数患者在病发之前携带病毒的时间长达数年、十几年甚至更长。

（3）病原学检查以乙型肝炎病毒为主，甲型、戊型肝炎病毒所占的比例很少。

（4）黄疸发生率高，占 70%～80%，持续时间也比较长，一般 1～3 个月才能消退。

（5）老年人肝炎演变为肝内占位性病变的比例较高。

（6）肝炎症状较重，重型肝炎发病率高。

（7）治疗显效慢，疗程较长。

（8）除肝脏病变外，兼有其他脏器疾病的比例较高。

鉴于以上特点，老年人如患肝炎要格外引起重视，治疗、检查时要全面系统，同时要兼顾其他疾病；另外，用药应谨慎，剂量不宜太大，更不宜过量，药量宜慢慢增加。

如何看待氨基转移酶的升高

人体内存在很多氨基转移酶，临床上通过抽血化验检测肝功能的氨基转移酶主要有两种，一种叫丙氨酸氨基转移酶（ALT），另一种叫天冬氨酸氨基转移酶（AST）。

ALT 及 AST 主要存在于肝细胞中，其他脏器中如肾、心肌、胰、肌肉、脾、胆、肺也含有一定数量的 ALT 和 AST。ALT 主要存在于细胞浆中，AST 主要存在于细胞浆的线粒体中。当细胞损伤时，ALT 首先进入血液中；当细胞严重损伤、危及线粒体时，AST 也会进入血液中。此外，营养不良、酗酒、应用某些药物、发热等情况均能使氨基转移酶有轻度升高。生理状态下，血清氨基转移酶也有变化，如剧烈活动、体育锻炼、月经期时，氨基转移酶也可暂时升高。

由于 ALT、AST 主要存在于肝细胞中，当其明显升高时常提示有肝脏损伤。当然,引起肝脏损伤的原因很多,如肝脏外伤、各种肝脏的急慢性炎症、脂肪肝、肝硬化以及肝癌。因此,当发现氨基转移酶升高时既不要恐慌,也不可掉以轻心,应该进一步查明原因。

一般认为,如果 ALT 血清值超过正常上限的 2~3 倍,并持续 2 周以上,就表明有肝胆疾病存在的可能;如果测定值超过正常上限的 20 倍,则表明有肝胆疾病存在;此时若伴有阳性肝炎病毒的标志物,便可以诊断为肝炎。ALT 的正常上限是 40 单位,2.5 倍为 100 单位,20 倍为 800 单位。

发生急性肝炎时,ALT 增高幅度大,多在 500 单位以上,甚至达到 1000 单位以上;有时 AST 也明显升高。不管是急性肝炎、慢性肝炎还是肝硬化,如果 AST 升高幅度等于或大于 ALT,即 AST/ALT ≥ 1 时,说明肝细胞损伤严重,病情较重。慢性肝炎 ALT 升高幅度不大,多在 300 单位以下。

肝病患者为什么应重视抗病毒治疗

对多数患者而言,肝功能异常、ALT 升高,是他们最关

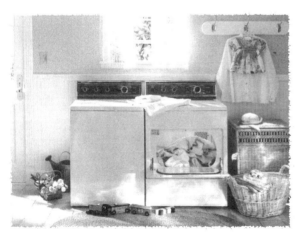

心的问题。患者总是希望通过短时间降酶保肝的方法使肝功能恢复正常。然而事实证明,即便短时间内通过一些治疗手段把 ALT 降下来,也只是一种"扬汤止沸"的

做法,不久就会复发,而且会反复发作,可导致病情进一步加重。只有通过"釜底抽薪"的方式,有效地清除或抑制病毒复制,才能较为彻底地防止肝炎发作,肝功能也才能逐步恢复正常。肝炎发作和肝功能异常主要与两种因素相关,即病毒活跃复制和机体免疫反应。长期病毒活跃复制可激发机体免疫反应,从而导致肝炎发作。没有病毒复制,就没有免疫反应,也就不会发生肝炎。因此,肝病患者应重视抗病毒治疗,从根本上解除肝炎的困扰。

重型肝炎为何易并发感染

重型肝炎很容易并发感染,主要原因如下:

(1)重型肝炎患者细胞免疫功能低下,是重型肝炎易并发感染的主要因素。

(2)重型肝炎患者长期卧病在床,肺腔底部瘀血,痰液不易排出,因此容易并发肺部感染。

(3)重型肝炎容易并发胆囊炎、胆管炎,除与肝炎病毒从胆系播散、排泄有关外,还有一个原因是肝巨噬细胞功能减退,肠内异常繁殖的细菌不断经肝门静脉进入肝脏,由胆汁排出,从而引起胆系感染。

(4)当重型肝炎有并发感染迹象时,一般都常规应用抗生素,而长期大剂量使用抗生素易导致真菌感染。部分患者使用肾上腺皮质激素也是引起真菌感染的重要原因。真菌感染以肺部感染最为常见。

治疗肝病的药物有哪些种类

目前治疗肝病的药物很多,一般可以分为以下几类:

(1)护肝类药物。主要有水飞蓟素、葡醛内酯、肌苷、肝制剂等。

(2)缓解炎症类药物。主要有甘草酸制剂、苦参碱、秋水仙碱。

(3)降酶药物。主要有联苯双酯、五味子、山豆根注射液等。

(4)退黄疸药物。主要有苯巴比妥、熊去氧胆酸、苦黄注射液、天冬酸钾镁等。

治疗肝病的中药是如何分类的

(1)改善和恢复肝脏功能的中药。临床上许多肝病可以表现为肝功能的异常,改善和恢复患者肝功能是临床治疗的主要目标之一,凡具有降酶、降浊、利肝退黄、促进肝细胞再生、防止肝细胞损伤、增强肝脏细胞功能的药物,都属于改善肝功能的药物范畴之内。

① 护肝降酶:这类药物主要用于减轻肝脏实质炎症,改善肝内血液循环,增加肝功能血流量,防止肝细胞坏死,促进肝细胞修复和再生,从而促进氨基转移酶降至正常,降低血清胆红素。清热祛湿药、疏肝利胆药都属于这类药物。

② 活血治血:有较好的降低血清胆红素的作用,其退黄机制有的是以增加胆汁分泌为主,有的是以降低血中胆红素为主,也有的是通过松弛胆道括约肌或收缩胆囊来实现的。

14

这类药物包括活血化瘀药、健脾药、补肾药、清热利湿药等。

③ 增强肝脏解毒功能：这类药物能增强肝脏解毒功能，使肝细胞内肝糖元蓄积增加，促进肝内物质的代谢。

（2）抗肝炎病毒的中药。抗病毒治疗是针对病因的治疗，对于肝炎患者和病毒携带者都具有重要的意义。

（3）抗纤维化的中药。肝纤维化是指肝脏结缔组织异常增生，受损的肝细胞不断修复，是肝脏疾病的共同病理改变，又是肝脏慢性炎症的结果，同时也是导致肝病进一步恶化的重要原因。慢性肝炎通过纤维化过程可逐渐发展至肝硬化，甚至可导致门静脉高压、腹水、肝性脑病、肝癌等严重后果，因此探索防止肝纤维化发生和减轻肝纤维化程度的方法与药物，具有重要的临床意义。目前临床上应用的抗纤维化药物并不多，中医上用于防治肝纤维化的有效药物大致分为三类：有效单体、单味中药、多方中药。大量研究表明，中药抗纤维化以活血化瘀药物最为有效，这类药物可以改善微循环，促进纤维蛋白溶解及降解已形成的胶原纤维，从而防止肝硬化。

（4）调节免疫功能的中药。病毒性肝炎特别是慢性乙型肝炎的发病和转阴与机体免疫功能有着密切的关系，中医在调节免疫功能方面的作用日益受到重视。通过实验和临床观察发现，在具有调节机体免疫功能的中药当中，有的可激发免疫功能，有的可抑制免疫反应。

肝病患者用药时应注意哪些事项

肝病患者用药时要注意以下几点：

（1）明确肝功情况以及合并症情况。

肝病的治疗与调养

（2）充分了解所使用的药物的毒副作用和有效反应。药物反应一般多发生在用药后 1～4 周，主要表现为发热、皮疹、瘙痒以及外周血象的改变。如果患者采用中医免疫激活疗法，在用药后 3 个月可能会出现皮疹，这是清除肝炎病毒的有效反应。

（3）在治疗肝病并发症时，不要照搬一般患者的治疗方法和用药剂量，而要辨证论治，因人而异。

（4）用药后如发现氨基转移酶增高 2 倍以上，在无其他明显原因的情况下，应停药或改用其他药物。

（5）肝病患者用药种类不宜过多，因为大多数药物都在肝脏解毒，容易给肝脏造成负担。

肝病患者忌用哪些药物

肝脏是人体具有极其重要的生理功能的器官，绝大多数的体内代谢产物及外来毒物，包括药物都要通过肝脏进行解毒，它一方面将有毒物质变为无毒物质排出体外，另一方面将某些物质转化为机体所需物质而被机体吸收利用。但是，当肝脏发生病变，如各型肝炎、肝硬化或肝癌时，其解毒功能的减退将影响对某些药物毒性的解除，从而使肝脏的正常结构受到破坏或损伤，继发中毒性肝病或使病情进一步恶化，这也是造成肝病久治不愈的原因之一。

药物对肝脏的损害方式不同，有的药物对肝细胞有直接毒性作用，能破坏肝细胞结构；有的药物最初只干扰肝细胞的某一代谢过程，而后才间接地促进肝细胞的脂肪病变或细胞坏死；有的药物作为抗原，在体内和肝脏内通过抗原、抗体

反应而破坏肝细胞。所以，肝病患者应慎用下列会损害肝脏的毒性药物：

（1）抗生素类及磺胺类药物。包括氯霉素、四环素、土霉素、红霉素、洁霉素、麦迪霉素、对氨水杨酸、异烟肼、利福平、吡嗪酰胺等。

（2）抗肿瘤药物。包括丝力霉素、更生霉素、光辉霉素、氮芥类、氨甲蝶呤、6-疏嘌呤 (6-MP)、门冬酰胺酶、农吉利碱等。

（3）抗寄生虫药物。包括氯喹、硝硫氰胺等。

（4）中枢抑制药物及抗痛风药物。包括氯仿、三氯乙烯、氟烷、苯巴比妥、水合氯醛、氯丙嗪、苯妥英钠、扑热息痛、保泰松、吲哚美辛（消炎痛）、辛可芬、秋水仙碱等。

（5）抗抑郁药物。包括异丙肼、丙咪嗪、阿米替林、苯乙肼等。

（6）激素类及其有关药物。包括甲基睾丸酮、苯丙酸诺龙、己烯雌酚、硫氧嘧啶、他巴唑、氯磺丙脲等。

（7）其他。甲基多巴、安妥明、双氢克尿塞、利尿酸、硫唑嘌呤、大剂量烟酸和金属类药物（如砷剂、铋剂、锑剂等）。

哪些中药会损伤肝脏

有些中药对肝脏有损害，目前已发现或证实会损伤肝脏的中药有黄药子、苍耳子、农吉利、千里光、猪屎豆、鱼胆、四季青、苦楝皮、贯众、铅丹、砒石、草乌、雷公藤、艾叶、角菜子、红茴香根皮、有毒蜂窝、薄荷油等。中药损肝的病理类型具体包括：

（1）肝细胞损害型。主要病理改变为肝细胞损害，引起肝细胞脂肪变性或坏死，中药猪屎豆、鱼胆等可致此型病理损害。

（2）胆汁郁滞型。病理改变为胆小管胆栓形成，或见胆管炎和轻度肝细胞坏死，其主要表现肝内胆汁郁滞，而肝细胞损害不明显。中药贯众引起中毒性肝病的病理改变可归为胆汁郁滞型。

（3）混合型。中药黄药子可致混合型损害，既有肝细胞损害，又有胆汁郁滞，临床表现可有血清氨基转移酶、碱性磷酸酶中度升高和不同程度的黄疸。

肝病患者出现腹水时怎么办

很多肝炎或肝硬化患者都有腹水现象，不必过于担心，只要与医护人员密切配合，多数患者的腹水是能够消退的。

治疗过程中患者宜少食盐，多吃易于消化食物，饮水也要有所限制，还要记录液体的出入量，量出为入。必要时可使用利尿剂。应用利尿剂时应注意水、电解质平衡，经常性测定血钾、钠、氯、钙。还要注意纠正低蛋白血症。如经上述治疗腹水未减少，腹胀反而加剧或同时伴有腹痛，则应进行腹水检查，以明确有无原发性腹膜炎。

如腹水排放量过大，影响进食和心、肺功能时，可酌情排放腹水，但每次不应超过 2000～3000 毫升。若有条件及时补充腹水中损失的白蛋白量的 70%，或利用聚丙烯腈膜超滤腹水回输，则可一次排水 4000～6000 毫升。

需要注意的是，如患者出现高黄疸或伴有感染、消化道出血、肝性脑病时,不宜排放腹水。

肝病患者出现呃逆时怎么办

呃逆,俗称打嗝,是因一侧或两侧膈肌出现阵发性痉挛,吸气时声门突然关闭,而发出一种短促、特别的声音的现象。健康人和一般肝炎患者偶尔都会出现呃逆,这属于正常现象,但重型肝炎、晚期肝硬化伴发持续性、顽固性呃逆则会给患者带来极大的痛苦,常提示病情已加重,甚至会诱发上消化道出血,必须及时处理。

(1)非药物疗法。

①简易法:和患者交谈以分散其注意力;让患者深呼吸、屏气、用纸袋罩于口鼻外深度呼吸,或喝满一口水分多次咽下等,有时可有效压制呃逆。

②压眶法:患者采用坐位或平卧,双手拇指按压双侧眼眶神经处,以耐受为限,双手拇指交替旋转按压 2 ~ 4 分钟。

(2)穴位注药疗法。取双侧足三里穴,直刺穴位 1.5 ~ 2.5 厘米深,回抽无血后注射阿托品 0.25 毫克,用强刺激法,使患者感到酸胀后缓注。

(3)单纯药物疗法。取 10 毫克甲氧氯普胺静脉注射,此后每 6 小时口服或肌内注射 10 毫克。

妊娠期妇女治疗肝炎时应注意哪些事项

妊娠期肝炎的治疗要根据肝炎病毒的临床类型、并发症以及妊娠阶段等具体情况,采取有针对性的护肝治疗及规范化的产科处理。

（1）患者如果是单纯肝炎病毒感染，而且没有 ALT 升高症状，则可在进行消毒隔离的情况下在家疗养，消除发病诱

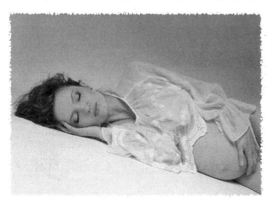

因，定期到医院复查；如果同时伴有 ALT 升高，则表示处于发病期，要住院治疗；如患者黄疸及消化道症状明显或在戊型肝炎流行时，要急诊入院，按重型肝炎接受治疗。

（2）要经常自数胎动情况，胎动减少或过多都要立即去医院复查，作胎心监护和 B 超，了解胎儿在子宫内的生长情况和胎盘功能，判断有无胎儿缺氧、生长迟缓等情况；不要使用对胎儿及肝脏有损害的药物。

（3）对于有重型肝炎倾向的孕妇，应按重型肝炎治疗，给予基础综合疗法，如输新鲜血液或白蛋白、复方氨基酸、肝细胞生长素、胸腺肽等。

（4）临分娩时要防止大出血，产程中途时，要适量滴入缩宫素，加强宫缩，缩短产程，防止滞产与出血，还可适当使用一些药物防止产后出血。

（5）如果孕妇在妊娠时伴有慢性活动性肝炎或肝硬化，最好早期终止妊娠，如果入院时已快要分娩，则必须作充分准备争取正常分娩；有重型肝炎趋势者应于妊娠中期在有条件的医院引产；如在孕晚期，阴道分娩困难又有手术指征时，可行剖宫产，孕晚期的重型肝炎孕妇不必一味等待自然分娩，否则，往往娩出死胎后，母亲也可能死于肝衰竭。

怎样防止肝炎复发

（1）保持愉快舒畅的心境，积极乐观地对待病情。不良情绪、特别是愤怒，很容易使肝炎复发。

（2）要注意休息，避免过度劳累，治愈后半年内应避免重体力劳动、加班熬夜和过激运动。

（3）酒精和高脂肪的饮食会损害肝脏，以引起复发，因此治愈后仍需坚持合理的饮食调养，切忌饮酒。

（4）要遵医嘱用药，尽量避免服用镇静药物、抗生素等损害肝脏的药物，其他药物也不要多吃，否则会对肝脏造成负担，容易引起复发。

（5）女性患者在治愈后半年或 1 年内要避孕，以免因妊娠反应引起代谢紊乱而加重肝脏负担，导致肝炎复发。最好采用避孕套或避孕隔膜等避孕手段，不要采用药物避孕。

什么是急性肝炎

急性肝炎是由于感染肝炎病毒而引起的肝脏疾病，病程一般不超过 6 个月。在我国，最常见的急性肝炎是急性乙型肝炎。在急性肝炎期，一般患者体内病毒复制活跃，传染性很强。但急性肝炎毕竟是血液传染疾病，如果身上没有伤口、皮肤黏膜破损，病毒无法进入血液，就不会造成传染。

患急性肝炎会出现哪些症状

急性肝炎分为急性无黄疸型肝炎和急性黄疸型肝炎。

（1）急性无黄疸型肝炎。急性无黄疸型肝炎最为常见，约占甲肝、乙肝的80%以上。其症状较轻，如食欲不振、厌油、腹胀、肝区不适等，因此不易被发现，往往在体检时才被发现。一般需要3个月才能恢复。

（2）急性黄疸型肝炎。急性黄疸型肝炎，病程约2～4个月（甲肝较短），分黄疸前期、黄疸期和恢复期三个阶段：

① 黄疸前期：甲肝起病急，畏寒发热；乙肝发病缓慢，常不发热。突出的症状为乏力、食欲不振、厌油、恶心、呕吐、腹痛、腹泻等。少数患者以发热、头痛等上呼吸道感染症状为主，尿液呈深黄色或浓茶色。本期为5～7天。

② 黄疸期：患者自觉上述症状有所减轻，体温逐渐恢复正常，但尿色继续加深，眼球巩膜及全身皮肤出现黄染，大便颜色变浅，并伴有皮肤瘙痒、心动过缓症状。本期持续2～6周。

③ 恢复期：黄疸逐渐消失，症状减轻直至消失。本期持续1～2个月。

患急性肝炎应怎样治疗

在急性肝炎中，甲型和戊型肝炎为自限性疾病，常在发病后2～3个月内自然痊愈。乙肝和丙肝患者中，10%～50%会转为慢性。因此在急性肝炎中，甲型和戊型肝炎的治疗原则是卧床休息、合理的饮食调养以及适当的药物治疗。而对于乙型和丙型肝炎，除上述治疗外，还要加用抗病毒治疗，总的来说包括以下方法：

（1）积极休息。急性期内必须卧床休息，恢复期内可适

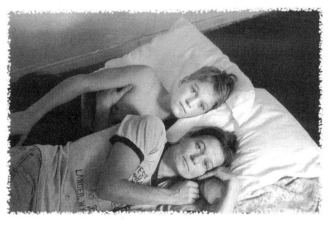

量运动。

（2）饮食调理。蛋白质和维生素有利于肝细胞的修复和再生，因此要选择蛋白质和维生素含量丰富的食物。急性期恶心、呕吐症状较重时，应食用清淡、易消化的食物。

（3）护肝治疗。主要保护肝脏功能、降低氨基转移酶，常用的降酶药物包括五味子制剂、联苯双酯等。

（4）治疗黄疸。苦黄注射液、消炎利胆片、天冬氨酸钾镁等都有较好的减轻黄疸症状的作用。

（5）对症治疗。食欲不振者可静脉滴注葡萄糖及维生素C；恶心、呕吐患者可口服甲氧氯普胺；腹胀者可服用高效消胀片；黄疸伴有皮肤瘙痒者可服消胆胺、氢氧化铝等。

（6）中药疗法。中药对急性肝炎有良好的治疗效果。临床症状较轻、黄疸不明显的患者可选用清热解毒类中草药。

（7）抗病毒疗法。丙肝早期使用干扰素可防止慢性化，疗效较好，复发机会少。

什么是慢性肝炎

急性肝炎（乙型或丙型）迁延不愈，病程超过半年者，医学上称为慢性肝炎。有的乙型肝炎起病隐匿，待临床发现疾病时已成慢性。另外，如果患者在肝炎急性期未能得到充分休息和有效治疗，或因自身免疫力低下，也会使急性肝炎转化为慢性肝炎。

慢性肝炎有哪些主要症状

慢性肝炎根据其症状、体征及肝脏的病理改变可分为慢性迁延性肝炎和慢性活动性肝炎。

（1）慢性迁延性肝炎。患者的症状体征及肝功能改变均不严重。

（2）慢性活动性肝炎。各种症状比较明显，肝脏肿大、质中等硬度；出现蜘蛛痣、肝掌、脾大的临床体征；有些患者会伴有其他脏器损害，如关节炎、肾炎、皮疹等。病程在半年以上。

慢性肝炎的主要表现是什么

慢性肝炎的临床表现比较复杂，可分为轻度、中度、重度三种，其主要表现为：

（1）慢性肝炎轻度。患者大多无明显症状，只是在体检时才发现肝炎病毒标志物呈阳性或肝功能轻度异常。部分患者有轻度临床症状，表现为乏力、食欲不振、肝脏肿大且触之有疼痛感。常有丙氨酸氨基转移酶持续或波动性增高，而且大多为轻度升高，多数 HBsAg 携带者属于慢性肝炎轻度。

（2）慢性肝炎中度。急性肝炎超过 6 个月不愈可转为慢性肝炎。慢性肝炎中度表现为丙氨酸氨基转移酶波动或黄疸反复，肝功能化验检查介于慢性肝炎轻度和重度之间，临床

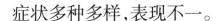

症状多种多样,表现不一。

（3）慢性肝炎重度。临床表现与慢性肝炎中度相似,但程度较重,肝脏肿大变硬、有触痛或轻叩痛,脾脏可触及且进行性肿大,出现腹胀。患者蛋白明显降低,或胆红素明显升高,或凝血酶原活动度明显降低。晚期常有精神改变,上消化道出血、感染、昏迷等并发症发生的概率也增高。

各类肝炎的潜伏期分别是多长

从肝炎病毒入侵人体后,直到临床最初症状出现以前,这一段时间称为潜伏期。潜伏期随病原体的种类、数量、毒性、人体免疫状态不同而长短不一。一般来说,甲型病毒性肝炎的潜伏期通常为 15 ~ 45 天;乙型病毒性肝炎的潜伏期通常为 6 周 ~ 6 个月,一般为 3 个月左右;感染丙型肝炎病毒后潜伏期为 5 ~ 12 周,最长可达 30 周,最短为 2 周左右;丁型病毒性肝炎的确切潜伏期目前尚不明确,但在医学研究中,有人曾将丁肝病毒阳性血液输给乙肝表面抗原携带者,14 天后出现氨基转移酶增高和类似乙肝的临床表现,由此确定为丁肝潜伏期;戊型病毒性肝炎的潜伏期一般为 40 天左右,最长为 60 天,最短 10 天就可发病,比乙肝和丙肝的潜伏期稍短,但比甲肝的潜伏期要长。

肝功能检查结果的医学名词缩写都代表着什么意思

AFP	甲胎蛋白
ALP	碱性磷酸酶

肝病的治疗与调养

ALD	酒精性肝病
ALT	丙氨酸氨基转移酶
AST	天冬氨酸氨基转移酶
ATP	三磷酸腺苷
CIV	IV 型胶原
DNA-P	乙型肝炎病毒 DNA 多聚酶
EGF	表皮生长因子
ELA	酶免疫分析法
ELISA	酶联免疫吸附法
GGT	γ - 谷氨酰转肽酶
HA	透明质酸
HAV	甲型肝炎病毒
抗 -HAV-IgM	甲型肝炎病毒 IgM 型抗体
抗 -HAV-IgG	甲型肝炎病毒 IgG 型抗体
HAV-RNA	甲型肝炎病毒核糖核酸
HAAg	甲型肝炎病毒抗原
抗 -HAV	甲型肝炎病毒抗体
HBV	乙型肝炎病毒
HBeAg	乙型肝炎 e 抗原
HBcAg	乙型肝炎核心抗原
HBsAg	乙型肝炎表面抗原
抗 -HBc	乙型肝炎核心抗体
抗 -HBe	乙型肝炎 e 抗体
抗 -HBs	乙型肝炎表面抗体
HBxAg	乙型肝炎 x 抗原
抗 -HBx	乙型肝炎 x 抗体

抗 –HBc–IgM	乙型肝炎病毒 IgM 型核心抗体
抗 –HBc–IgG	乙型肝炎病毒 IgG 型核心抗体
HBV–DNA	乙型肝炎病毒脱氧核糖核酸
HCC	肝细胞癌
HCV	丙型肝炎病毒
HCV–RNA	丙型肝炎病毒核糖核酸
HCAg	丙型肝炎病毒抗原
抗 –HCV	丙型肝炎病毒抗体
HDV	丁型肝炎病毒
抗 –HDV–IgM	丁型肝炎病毒 IgM 型抗体
抗 –HDV–IgG	丁型肝炎病毒 IgG 型抗体
HDV–RNA	丁型肝炎病毒核糖核酸
HDAg	丁型肝炎病毒抗原（Delta 抗原）
抗 –HDV	丁型肝炎病毒抗体
HEV	戊型肝炎病毒
HEV–RNA	戊型肝炎病毒核糖核酸
HEAg	戊型肝炎病毒抗原
抗 –HEV	戊型肝炎病毒抗体
HGF	肝细胞生长因子
HGV	庚型肝炎病毒
IFN	干扰素
IG	免疫球蛋白
IL	白细胞介素
LC	肝硬化
LDH	乳酸脱氢酶
LN	层粘连蛋白

肝病的治疗与调养

肝病的治疗与调养

MRI	磁共振成像
PBMC	外周血单个核细胞
PC Ⅲ	Ⅲ型前胶原
PCR	聚合酶链反应
PGI	前列环素
PHC	原发性肝癌
PIIIP	血清前胶原肽
RIA	放射免疫法
TBil	总胆红素
Tcho	总胆固醇
TG	三酰甘油
TGFβ1	转化生长因子 β_1
TNF	肿瘤坏死因子
TTV	输血传播病毒

肝掌是怎么回事

　　当患了慢性肝炎特别是肝硬化后，在大拇指和小指根部的大小鱼际处，皮肤会出现片状充血，或是红色斑点、斑块，加压后变成苍白色，这种与正常人不同的手掌就称为肝掌。肝硬化患者中,大部分都会出现肝掌。

出现肝掌的原因是什么

　　出现肝掌的原因是：正常人的两肾上方各有一个略呈三角形的分泌人体激素的腺体,称为肾上腺。这个腺体不断地产生雌激素，与机体产生的雄激素保持相对平衡，从而保证机体正常的生理生化代谢功能；另外，女性卵巢也产生此种激素。这些激素随着血液流遍全身，最后要在肝脏分解灭活。然而，当肝硬化时，由于肝功能减退，雌激素的代谢灭活功能发生不同程度的障碍，久而久之，雌激素在体内不断积累，便刺激毛细动脉充血、扩张，形成了肝掌。

出现肝掌就能确诊为肝炎吗

出现肝掌的人不一定都有肝病。在临床上，有许多人虽然有肝掌，但经过多年观察，肝脏功能一直正常，从未出现过病变。因此，出现肝掌者可结合病史以及肝功能、乙肝病毒表面抗原、B超、CT扫描等多项检查结果，再经过综合分析判断，才能确诊是否患有肝病。

什么是黄疸

临床上，医生常把皮肤、巩膜、小便色黄称为黄疸。

产生黄疸的原因是什么

黄疸是由于血液中的胆红素（包括直接胆红素和间接胆红素）含量增多而引起的。因为胆红素的颜色是黄

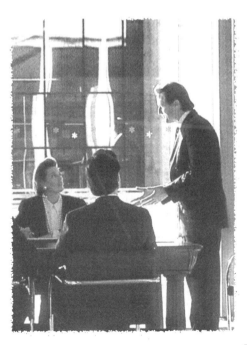

色的,所以就会出现了黄疸。

黄疸是怎样一个转化过程

人体血液中红细胞的平均寿命为 120 天,当其衰老死亡后,所含的血红蛋白就会转变成间接胆红素;间接胆红素被肝脏摄取加工后就会变成直接胆红素;直接胆红素从肝脏经胆管作为胆汁的组成部分排至胆囊,进食时再由胆囊排至小肠,以帮助消化吸收;最后进入大肠形成粪胆原、粪胆素而排出体外。粪胆素呈现黄色,所以大便也发黄。

大肠中的部分粪胆原可被吸收到血液中,从尿液中排出,因此,在正常情况下,尿中含有一定的尿胆原和尿胆素。如果红细胞被大量破坏,血液中的间接胆红素就会增加,从而引起溶血性黄疸;如果肝脏有病,不能摄取、加工间接胆红素,则间接胆红素也会增加;当肝脏有病时,有些肝内已经形成的直接胆红素不能排至胆道,就会回流到血液中,使血液里的胆红素增多,从而发生肝细胞性黄疸;如果胆道有梗阻,直接胆红素排不到肠道中,血中的直接胆红素也会增加,则引起阻塞性黄疸。

黄疸和肝炎是一回事吗

有些人在发现自己患有黄疸时,就以为是患上了肝炎。其实,这种看法是不全面的。导致黄疸的原因很多,出现黄疸不一定就是患上了肝炎。

哪些病症也可引发黄疸

一般说来,引发黄疸的常见病因如下:

(1)某些原因,如先天性代谢酶和红细胞遗传性缺陷,理化、生物及免疫因素所致的体内红细胞破坏过多,贫血、溶血导致的血内间接胆红素过剩,都可造成肝前性黄疸。

(2)如果因结石、蛔虫、肿瘤（肝、胆、胰）以及炎症致使胆道梗阻,胆汁不能排入小肠,就可造成肝后性黄疸。

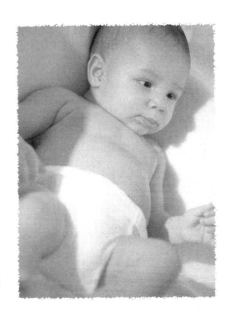

(3)新生儿降生后不久,肝脏酶系统尚未完全发育成熟,致使肝细胞对胆红素摄取能力不足,此时如果红细胞被大量破坏,就会出现生理性黄疸。另外,还有先天性非溶血性吉尔伯特病引起的黄疸和新生霉素引起的黄疸,两者都是由于肝细胞内胆红素的结合障碍所致。

总之,只要是血液中间接胆红素或直接胆红素的浓度增高,都可能发生黄疸,肝炎只是原因之一。因此,黄疸患者应根据具体情况,结合各种检查结果进行综合诊断,不可武断地认为自己患有肝炎。

肝区疼痛就是患了肝炎吗

肝区疼痛虽然是肝炎的症状之一,但肝脏周围还有其他许多脏器，因此有肝区疼痛的症状并不能认定就是患了肝炎。出现肝区疼痛时应考虑到以下几种原因，并与肝炎加以鉴别。

哪些疾病也可引起肝区疼痛

（1）肝胆疾病，如肝癌、胆管癌、胆石症、中毒性肝炎、胆道感染、肝脓肿等。

（2）固定性书写体位，可使肋间肌肉受压而产生局部疼痛。

（3）肋间神经痛、肋间肌损伤、胸壁结核或其他隐患。

（4）带状疱疹。

（5）胸膜意外撞击引起的胸壁挫伤、肋骨骨折。

（6）由肠道病毒近期感染引起的牵涉性胸痛。

（7）胸膜和肺组织病变，如肺癌、结核性胸膜炎、气胸、肺栓塞及肺炎剧烈咳嗽等。

（8）膈下脓肿、右肾肿瘤及胰头癌等。

总之，一旦肝区出现疼痛，一定要及时到医院检查治疗，不要盲目臆测，应尽早确诊，尽早治疗。

肝病是否有遗传性

肝炎的预后绝大多数良好，急性肝炎 90% 以上在 3 个月内可完全治愈，约 10% 会转变为慢性肝炎，1%～2% 可发生肝硬化，其中极少数可演变成原发性肝癌，总的病死率较低。

遗传是指父母把自己的各种性征转达、传送给下一代，凡是自身所固有的遗传特征，比如身高、相貌，甚至头发、皮肤颜色等，都会对下一代产生影响，其中也包括某些特定的疾病。许多人认为肝病是一种遗传性疾病，因为在父母患有病毒性肝炎的家庭中，儿女患肝炎的比例很高。但实际上，肝病并不是遗传性疾病，这一点已经得到了明确证实。至于父母有病毒性肝炎导致其子女也患肝炎的现象，则主要是因为病毒性肝炎是一种传染性疾病，如果不注意卫生，就可能相互传染。总之，病毒性肝炎完全是由肝炎病毒引起的，而不是由自身遗传基因异常所造成的。因此，只要积极做好防护，注意家庭中的卫生与隔离，完全可以避免将肝炎病毒传染给子女。

肝病的治疗与调养

各种肝病
简介及治疗

　　肝炎通常是由多种因素引起的肝脏的细胞及功能受到损害，引起身体不适应症状以及肝功能指标的异常。

各种肝病简介

什么是药物性肝炎

药物性肝炎又称药物性肝损害。是指由药物或其代谢产物引起的肝脏损害，是引起肝功能异常的常见原因，但它不具有传染性。通过停药、休息和保肝治疗后，患者一般能很快痊愈。药物性肝炎患者大多没有明显的症状，是一种非病毒性肝炎。由于患者会在不知不觉中继续服药，因此很容易拖成大病。

药物性肝炎的症状是什么

药物性肝炎通常有一定的潜伏期，2~8周后才会出现症状。早期症状表现为发热，随后出现消化道疾病、皮肤瘙痒、黄疸、皮疹等。临床检查肝

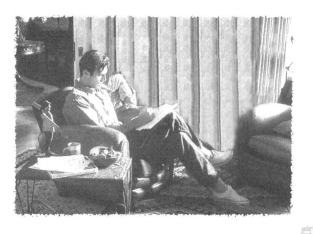

肝病的治疗与调养

功能时，多以血清氨基转移酶、碱性磷酸酶升高为确诊本病的依据。

药物性肝炎可采用哪些治疗方法

发现药物性肝炎时，首先应立即停用相关或可疑的药物。药物反应通常发生在开始服药后的 5～90 天，如停药后 8 天血清氨基转移酶下降 50%，则说明病情与该药有关。如果肝炎较为严重，则应去医院治疗，主要治疗原则是保护肝脏功能、预防并发症并积极对症处理。具体措施包括卧床休息，并给予富含蛋白质、B 族维生素和维生素 C 的饮食。特殊药物引起的肝脏损害可以使用相应解毒剂；并发暴发性肝功能衰竭者，应按重型肝炎治疗原则处理。

病毒性肝炎有哪些

病毒性肝炎是由多种肝炎病毒引起的常见传染性疾病。病毒性肝炎分甲型、乙型、丙型、丁型和戊型五种，常见的有甲、乙两型。急性病毒性肝炎患者大多可在 6 个月内康复，乙型、丙型和丁型肝炎易转为慢性，少数会发展为肝硬化，极少数还可能呈重症状态（如肝昏迷等）。一般来说，慢性乙型、丙型肝炎与原发性肝细胞癌的发生有密切关系。

病毒性肝炎的特点和症状有哪些

病毒性肝炎具有传染性强、传播途径复杂、流行面广、发病率高等特点。症状主要表现为乏力、食欲减退、恶心、呕吐、肝肿大及肝功能损害，部分患者还可出现黄疸和发热症状，有些患者还会出现荨麻疹、关节疼痛或上呼吸道不畅等症状。

哪些因素会影响病毒性肝炎的预后

1.病毒类型

（1）甲型肝炎具有自限性，预后良好，疾病多在 3~6 个月内完全恢复。尽管近年甲肝有慢性化趋势，但不会转变成慢性肝炎或肝硬化，也没有慢性病毒携带者，但有甲肝导致重型肝炎的个别病例。

（2）戊型肝炎除产妇病死率高于甲肝之外，其他与甲肝相似。

（3）乙肝中少数可发展为慢性肝炎、肝硬化甚至肝癌，重型肝炎病死率高。

（4）丙肝的慢性化发生率很高，可达 50%~70%，发展成为肝硬化与肝癌的时间略短于乙肝，应当引起重视。

2.机体状态

（1）年龄。年轻人预后较好，老年人由于身体功能减退，肝细胞再生能力下降，预后较差。婴幼儿肝炎也因其免疫功能不够完善，易导致重型肝炎，病死率高。母婴传播及儿童期感染者易发展成为慢性肝炎、肝硬化。

（2）性别。一般认为男性比女性易受乙肝病毒感染，易成为慢性病毒携带者，而女性比男性容易产生抗体，因此，肝炎患者中男性比女性要多。但女性在妊娠期容易染上戊型肝炎,且病情较重,病死率较高。

（3）免疫状态。机体细胞免疫功能降低的人痊愈率低,预后也较差。细胞免疫功能低下者,易转为慢性肝炎或成为慢性病毒携带者。

（4）休息、运动与饮酒。早期及时休息和治疗可改善预后。发病后仍进行体力劳动,急性期得不到充分休息或过早活动,预后较差;饮酒会造成肝炎的迁延与恶化,预后较差。

3. 病情与治疗

（1）病情的轻重。一般病毒性肝炎,肝细胞损害不重,不会引起死亡;亚急性或急性暴发性肝炎,肝脏损害严重,肝细胞坏死广泛并溶解消失,病死率高。

（2）是否有并发症。合并有其他疾病的,如血吸虫病、胆道感染、溃疡病等,预后较差。

（3）治疗是否及时。早发现,早治疗,在医生的正确指导下充分休息,合理安排饮食及用药,则预后较好。

病毒性肝炎的治愈目标是什么

由于各类病毒性肝炎的治愈目标各不相同,因此患者应对此有所了解。

1. 急性肝炎

（1）出院标准。

① 隔离期满（乙肝患者无此要求）;

② 主要症状消失;

③ 肝恢复正常或明显回缩,肝区无明显压痛或叩击痛;

④ 肝功能检查恢复正常。

（2）基本治愈标准。通过检查符合出院标准，随访半年没有复发的患者可算基本治愈。如是乙肝患者则要求乙肝表面抗原转阴；如果乙肝表面抗原持续阳性，肝功能正常者，可诊断为乙肝病毒携带者，肝功能异常者应诊断为慢性肝炎。

（3）治愈标准。通过检查符合出院标准，并且随访一年无异常改变的患者可算治愈，如是乙肝患者则要求乙肝表面抗原转阴。

2.慢性迁延性肝炎

除了隔离期一项外，其他要求与急性肝炎相同。

3.慢性活动性肝炎

（1）好转标准。

① 主要症状消失；

② 肝脏肿大稳定，没有变化，而且没有明显压痛及叩击痛；

③ 肝功能检查正常或轻微异常；

④ 病毒复制标志水平降低。

（2）基本治愈标准。

① 自觉症状消失；

② 肝脏肿大稳定，没有变化或回缩，无叩击痛及压痛；

③ 肝脏功能检查正常；

④ 病毒复制标志消失而乙肝表面抗原仍可继续存在。

当以上几项保持稳定的时间长达一年以上时，可算治愈。

（3）肝硬化。少数肝炎患者可发展为各种不同类型的肝硬化，如坏死后肝硬化、门脉性肝硬化和胆汁瘀积性肝硬化等。

病毒性肝炎会产生哪些后遗症

病毒性肝炎的后遗症主要表现在肝炎后高胆红素血症。主要特点是肝炎已达临床治愈标准，虽然患者增大了活动量，病情也没有反复，氨基转移酶正常，但巩膜仍残留黄疸，血清胆红素未恢复正常，且以间接胆红素为主；在劳累或感冒后，残留的胆红素常有小幅度波动；当休息或感冒痊愈后胆红素迅速下降。其主要原因是肝脏胆红素代谢障碍，可能与葡萄糖醛酸转换酶出现缺陷有关。

对于肝炎后高胆红素血症的治疗，目前尚无速效方法。一般采用苯巴比妥，成人每次服用 30～60mg，每日 4 次，但停药后黄疸可能会复发。肝炎后如患上高胆红素血症，但经长期观察确无肝炎活动现象，则患者可在密切观察下逐渐增加活动量，甚至可以正常工作。如肝炎痊愈后只残留轻度胆红素，则不会影响患者的健康、工作和生活。

病毒性肝炎是怎样发展成肝硬化的

慢性肝炎可演变为肝炎后肝硬化；重型肝炎引起大量肝细胞坏死，可致坏死后肝硬化。肝炎后肝硬化在临床上可分为活动性和静止性两类。活动性肝硬化是指慢性肝炎的临床表现依然存在，特别是 ALT 升高，有黄疸及脾脏进行性肿大、腹水等门静脉高压症症状；静止性肝硬化是指 ALT 正常，无黄疸，肝脏质地较硬，并伴有门静脉高压症。

病毒性肝炎之所以会引起肝硬化，根本原因是肝炎病毒不断复制，肝细胞持续遭到破坏，肝细胞不断新生并不断刺激肝纤维组织增生,最终导致肝组织结构紊乱,肝脏变硬。

怎样预防病毒性肝炎

病毒性肝炎是可以预防的。预防病毒性肝炎应采取以切断传播途径为重点的综合性措施。对于甲型和戊型肝炎,重点抓好水源保护、饮水消毒、食品卫生、粪便管理等,以切断粪—口传播途径为重点;对于与急性起病的甲型或戊型肝炎患者有接触的易感人群,应注射人血丙种球蛋白,越早注射越好,通常应在接触后 7 天内注射,剂量为 0.02~0.05 毫升/千克体重,采取肌内注射方式。对于乙肝、丙肝、丁肝,重点在于防止通过血液和体液传播,各种医疗机构都应实行一人一针一管,对带血清的污染物严格消毒;学龄前儿童应接种乙肝疫苗。这些措施都能起到很好的预防作用。

什么是甲型肝炎

甲型肝炎是由甲型肝炎病毒(HAV)进入肝脏所引起的、以肝脏病毒血症为特征的传染性疾病。

甲肝从感染到发病要经历几个阶段

典型的甲型肝炎从感染到发病要经历四个阶段,即:潜伏期(平均为 30 日)、前驱症状期、黄疸期和恢复期。

甲肝轻重和年龄有什么关系

甲型肝炎的轻重程度往往取决于患者的年龄。在幼儿中,甲型肝炎常表现为无症状或无典型症状,一般无黄疸期;而在青少年和成人中,常见恶心、呕吐、腹泻、乏力等症状,典型症状为黄疸,少数患者会发生瘀胆型肝炎、重型肝炎等并发症,严重的还会造成死亡。甲肝患者需要隔离治疗,病程可长达半年。

甲肝是通过何种途径传播的

甲型肝炎病毒主要通过粪—口途径,即通过消化道进行传播。人感染甲肝病毒后,病毒首先在消化道中增殖,在出现短暂的病毒血症后,病毒又可继续在血液白细胞中增殖,然后进入肝脏,在肝细胞内复制繁殖。发病前 1～2 周,甲肝病毒由肝细胞的高尔基体排向毛细胆管,再通过胆管进入肠腔,从大便中排出。甲肝潜伏末期和黄疸出现前数日是病毒排泄高峰,处在这个时期的患者,尤其是无症状的亚临床感染者,是最危险的传染源。他们的粪便、尿液、呕吐物中的甲肝病毒,如果未经有效消毒处理,就会污染周围的环境、食物、水源或健康人的手;另外患者的手(如潜伏期的炊事员)及带病毒的苍蝇,也能污染食物、饮水和用具。一旦易感染者吃了含有甲肝病毒的食品和未经煮沸或煮熟的饮水和食物,生食用带甲肝病毒的粪便浇灌的蔬菜、瓜果等,就可感染上甲肝,甚至引起暴发或散发性感染。

一般来说,凡居住拥挤、人口稠密、环境卫生差的地方,都容易发生甲肝感染和高度局限性流行；水源污染也可引起暴发流行。所以说，要杜绝甲肝的流行，除了注意个人卫生外，还要搞好周边的环境卫生。

甲肝的传染期有多长

甲肝病毒主要藏身于甲肝患者或隐匿性感染者的粪便中，排毒时间长约 2~3 周，在潜伏期结束阶段和发病初期大量排毒。因此，甲肝潜伏期后期及黄疸出现前数日，病毒传染性最强。当黄疸开始逐渐消退，病情逐渐好转时，传染性亦有所减弱。一般情况下，在黄疸出现后第 2 周，虽部分患者粪便中仍可排出病毒颗粒，但实际传染性会明显下降；当黄疸出现后第 3 周时，在患者粪便中已很难找到甲肝病毒，此时基本上无传染性。因此，对于黄疸已消退的甲肝患者，已无须再进行严格隔离。但为了最大限度地防止甲肝病毒扩散，我国规定对甲肝患者采取的隔离措施，自发病时日起不准少于 30 天。

患甲肝会出现哪些症状

甲型肝炎潜伏期平均约为 30 天，多以发热起病，类似感冒症状，平均发热 3 天左右；常伴随有恶心、呕吐、厌油食等类似胃炎的表现；随之出现尿色

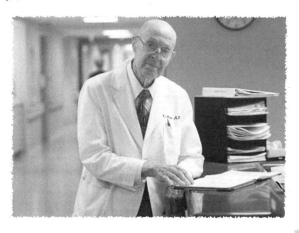

深红,皮肤黏膜发黄,粪便颜色变浅等症状。化验检查出现血清胆红素和丙氨酸氨基转移酶明显增高。经过治疗,大多数患者可在 3 个月内症状消失,肝功能恢复正常,6 个月内完全治愈。如不是甲肝病毒慢性携带者,极少会出现重型肝炎的情况。甲肝病情一般不因妊娠而加重,也无母婴传播之忧,对胎儿无直接影响。

甲肝容易引起哪些并发症

甲肝的肝外并发症较多,其中患皮疹者占 9.7%,出现蛋白尿者占 33%,出现关节酸痛者占 38.6%,这些并发症都可能与感染 HAV 后患者血清中有短暂的免疫复合物形成有关。还有一些患者会并发肝性脑病、再生障碍性贫血、病毒性心肌炎、格林—巴利综合征等,甲肝的病死率为 0.0152%。

哪个年龄段的人易感染甲肝

凡是未感染过甲肝病毒的人,无论是儿童还是成人,均是易感染者。甲肝病毒感染与社会经济状况及个人卫生习惯有密切关系。在我国,15 岁以下的儿童及青少年是最易感染的人群。由于大部分患者在病后已获得了持久的免疫力,因此,成年群体中,患甲型肝炎者明显减少,老年人群则更少。

哪些环境容易导致甲肝的发生

调查表明,甲肝病毒在哪个季节流行与它在环境中的存活能力有关。甲肝一年四季均可发病,但以秋冬及早春季节发病率最高,这与秋冬大量上市的水产品有关,如毛蚶、螃蟹等引起的甲肝暴发,都多发于冬春;早春甲肝病例增多,则可能与春节期间人口流动频繁有关。甲肝的流行规律为每7年一个循环,并与社会经济状况和人民生活条件有关。

在被传染源污染的环境中,甲肝病毒通常可存活1个月。杀灭甲肝病毒并不困难,在98℃的温度下加热1分钟、经紫外线照射、用含甲醛或氯的去污剂都可将其灭活。甲肝病毒在水产品贝类里能存活3个月左右,这是一个很重要的扩散源。在污染严重的水域中,用常规浓度的氯是无法杀灭病毒的;即使水源清洁,但如果水管通过的地区被污染,仍可传播病毒。人在病毒潜伏期内不当饮食,如喝生水、吃生贝类等,都会引起甲肝非季节性广泛流行。

怎样预防甲肝的发生

甲肝主要是通过消化道传染,因此与甲肝患者密切接触,共享餐具、茶杯、牙具等,或食用了受甲肝病毒污染的食品和水,都可能受到传染。如果水源被甲肝患者的大便或其他排泄物所污染,也容易引起甲肝暴发流行。因此,必须采取以下措施来预防甲肝病毒的传播:

(1)注意饮水卫生,不喝生水。加强饮水消毒,不论是自来水,还是井水、河水、塘水都要消毒。每50千克水中加入漂粉精片1片,就可有效杀灭甲肝病毒;如周围地区已有甲肝流行,则应适当加大漂粉精用量。为防止水源和农作物受到污染,不要用新鲜粪便下田,也不要在河中洗甲肝患者穿过的衣物。

（2）注意饮食卫生。毛蚶、蛤蜊等水产品都易受到甲肝病毒的污染，因此要避免生吃；生吃瓜果蔬菜前要清洗干净，最好用热水烫过再食用。

（3）注意餐具消毒。如家中有甲肝患者或周围有甲肝流行时，每次使用前要彻底对餐具进行消毒；另外要尽量避免外出用餐，以防受到感染。

（4）及时接种丙种球蛋白。丙种球蛋白含有健康人群血清所具有的各种抗体，因而可以增强机体抵抗力，有效预防病毒感染。因此，如果和甲肝患者有过接触，在两周之内及时接种丙种球蛋白，可以有效预防甲肝的发生。

（5）药物预防。在甲肝流行期间，如口服板蓝根冲剂，服用可增强机体抵抗力的各类营养元素补充剂，有针对性地服用中药，都可以起到一定的预防作用。

（6）早发现、早隔离、早治疗。甲肝患者症状明显出现以前，传染性很强，如果想要减少受到感染的危险，早发现、早隔离、早治疗是最好的对策。甲肝流行期间，要加强公司、学校、幼儿园等公共场所的检查和消毒，一旦发现甲肝患者，要早期隔离。

得过甲肝是否会终身免疫

在感染甲型肝炎后的 2 ~ 3 周内，有 80% 的患者体内会自然产生甲肝抗体，病后 2 ~ 3 个月抗体达到高峰。甲肝抗体能抵御甲肝病毒对人体的损害。这种免疫力一般可维持较长的时间，但并不是"终身制"，会受到身体素质、疾病、劳动强度等个体因素和环境因素的影响。随着年龄增大，体质下降，对甲肝的免疫力也随之下降。如果这种免疫力无法抵御一次性大量的甲肝病毒，仍可能再次患上甲肝。此时如果因自己曾患过甲肝而掉以轻心或未及时治疗，则病毒对肝脏功能的损害程度可能会加重，有的甚至可转成慢性肝炎或肝硬化等疾病。

甲肝痊愈后是否还会患上其他类型肝炎

肝炎不只是一种病，而是一个病毒群。甲肝只是肝炎的一种类型。能导致急性肝炎的病毒至少有 7 种，即甲、乙、丙、丁、戊、己、庚 7 种病毒。除丁肝病毒只有在乙肝病毒存在的条件下才能发生双重感染或再感染外，其余 6 种病毒均可造成独立的再感染。由于它们的形态不同，抗原性亦不同，相互间并无交叉免疫，所以甲肝痊愈后，仍有患上其他型肝炎的可能性。事实上，一个人一生中患两次肝炎者大有人在。还应当注意的是，无论患上哪种肝炎，在治愈后仍要讲究卫生，并注意了解各型肝炎的传播途径和隔离消毒知识。

哪些人不适合接种甲肝疫苗

不宜注射甲肝疫苗的人群主要有：身体不适，有发热症状，腋温超过 37.5℃者；患有急性感染性疾病或其他严重疾病者；有免疫缺陷或正接受免疫抑制剂治疗者；过敏性体质者，尤其是已知对疫苗中任何一种成分过敏或以前接种疫苗有过敏反应者。以上人群都应禁止接种甲肝疫苗。

为什么说治疗甲肝无须过多使用药物

甲肝为自限性疾病，不需要使用过多的药物，更没有必要使用抗病毒药物，可采用休息和支持疗法。如避免饮酒、避免过度劳累以及避免使用损害肝脏的药物；多食容易消化、富于营养的食物和新鲜蔬菜、水果等。不能进食者，可采取静脉输液的方法，供给足够的葡萄糖、盐、维生素 C 及 B 族维生素等，注意体内水、电解质平衡。有恶心、呕吐、食欲不振等现象者，可给予多酶片、胃复安等药物对症治疗。中药制剂治疗甲肝效果明显，如口服复方双花颗粒剂，静脉滴注复方茵陈注射液等。口服中药汤剂效果也不错，如以蒲公英、夏枯草、板蓝根、金银花等制成的药剂。

得过一次甲肝的人，一般不会再得甲肝，感染过甲肝后，甲肝抗体滴度会逐渐升高，至少 5～7 年内保持对甲肝的免疫力；如果再度感染甲肝病毒，可以产生激发反应，使已经下降的抗体滴度再度上升，从而使感染者获得稳定而持久的保护性抗体，甚至可以获得终身免疫力。

治疗甲肝要分哪三个步骤

甲肝患者除少数特别严重的暴发型外，其他病例通常都预后良好，一般病程不会超过 3～6 周。只需根据病情进行适当休息、营养和对症疗法，防止继发感染及其他损害，即可迅速恢复健康。治疗甲肝一般分以下三个步骤：

（1）住院。轻症和中等症状的甲肝患者，如果家庭有疗养条件，可以回家疗养，定期到门诊复查。病情较重者，或家庭缺乏疗养条件者,则应住院。重症患者住院后,经治疗病情好转、症状基本消失后,即可回家继续疗养。

（2）休息。在肝炎症状明显时期均应卧床休息。恢复期则应酌情增加活动量,但要避免过度疲劳。卧床休息阶段,要特别注意每次进食后平卧休息,严格禁止饭后立即散步。住院患者出院后,仍须全休、半休、轻工作这样的逐步过渡过程,方可逐渐恢复正常生活,具体情形可根据患者的身体状况适当调整。这样一个过渡阶段是非常重要的,可以巩固疗效,防止反复。

（3）饮食。应根据患者的食欲、病情、病期适当掌握,肝病患者一般必须对某些食物忌口,在这一点上应严格遵从医生的要求,不可为了口腹之欲而损伤身体。

孕妇患甲肝是否会对母婴产生不良影响

如果孕妇在怀孕早期患上甲肝,对胎儿并不会产生什么影响。因为胎儿在子宫内会受到子宫、胎膜等层层隔离和保护,加之孕妇和胎儿之间的血液不是直接流通的,而且甲肝病毒不能通过胎盘从母体进入胎儿体内,所以胎儿不会受到感染,也不会发生畸形。但甲肝会对孕妇本身造成不利影响,容易演变为重型肝炎。越是妊娠后期,影响越严重,甚至易在分娩时导致大出血,产后易继发其他感染。若演变为重型肝炎,不但会危及孕妇生命,胎儿也常会突然死亡。因此,如孕妇在妊娠时患了肝炎,必须住院治疗;如产妇得了肝炎,则不能再给婴儿哺乳。

哪些因素可导致甲肝的慢性化

引起甲型肝炎病程迁延或慢性化趋势的常见原因有：

（1）患者在康复期得不到充分的休息，活动过多、睡眠不足及过度疲劳都是重要的原因。

（2）营养过剩、饮酒过量等，都会引起肝细胞脂肪变性，使 ALT 出现异常。

（3）甲型肝炎的"双相反应"。在甲型肝炎基本康复、ALT 正常或接近正常后不久，出现 ALT 反跳，伴有乏力、食欲不振等症状，也可能无症状，这种所谓甲肝"双相反应"的机制尚不明确。

为什么不能用干扰素治疗甲肝

甲肝是一种自限性疾病，病毒血症短暂，临床症状出现后排毒即减少，恢复顺利，预后良好，极少发生并发症及慢性化。干扰素价格昂贵，又要通过注射途径进入人体，因此，用干扰素治疗甲肝，不仅是一种浪费，而且会增加患者的痛苦，并可能产生不良反应。有鉴于此，临床上一般不用干扰素来治疗甲肝。

治疗甲肝宜用哪些西药

除重症甲肝患者外，原则上不需保肝药，但可适当补充维生素 C 和复合维生素 B。患者一般都会在几个月内顺利恢复。

哪些中成药可治疗甲肝

（1）肾肝宁胶囊。有保肝利胆、恢复肝功能的作用。

（2）苦参碱注射液。该药是近年来开发的一种新的治疗肝纤维化的有效药物，有抗炎、抗菌、抗过敏、消肿利尿、利胆、解毒作用，并对 HBeAg 的分泌复制具有抑制作用，可使肝细胞炎症和坏死明显减轻，增加胆汁流速，消退黄疸。

（3）茵栀黄注射液。该药有降低氨基转移酶和退黄的作用，是临床使用多年的药物。应提醒注意的是，茵栀黄注射液不良反应较多，并且严重，在使用时要引起高度重视，过敏体质者尤其要慎重。

（4）大黄䗪虫丸。该药有破血散瘀、养血敛阴、柔肝止痛等作用，对于肝炎病毒入侵，久病不愈的慢性肝炎，肝硬化所致肝气郁结，气滞血瘀引起的诸多症状如面色晦暗，或肝脾肿大，质地较硬，蜘蛛痣，肝掌等均有疗效。

（5）肝复乐片。该药具有疏肝健脾、化瘀散结、解毒抗癌的作用。

（6）安宫牛黄丸。该药具有镇静、抗惊厥、解热、消炎、降低机体耗氧量作用，对细菌毒素损害脑细胞有保护作用，是目前治疗肝性脑病的首选中成药之一。

（7）灭奥灵片。该药具有提高免疫功能、抑制病毒复制、养肝肾、清热解毒等功效。

哪些中草药对甲肝有一定疗效

败酱草、柴胡、龟版、穿山甲、丹皮、金银花、红参、川贝母、枸杞子、云苓、白术、黄芪、虎杖、丹参、麦芽、鸡内金、当归、川芎、鳖甲、板蓝根、郁香、枳壳、猪苓、茵陈等中草药都对甲肝有一定疗效。

什么是乙型肝炎

乙型肝炎是一种由乙型肝炎病毒 (HBV) 引起、通过血液与体液传播、具有慢性携带状态的传染性疾病。临床表现多样化，包括急性、慢性、瘀胆型和重型肝炎，容易发展为慢性肝炎和肝硬化，少数病例可转变为原发性肝癌。本病在我国广泛流行，人群感染率达 60%，HBsAg 阳性率为 10% ~ 15%，是目前危害大众健康的传染病之一。

乙肝的危害是什么

乙肝病毒主要侵害肝脏，引起炎症反应，损害肝细胞，最终导致肝功能受损。约有 2/3 的急性乙肝成人患者会出现临床症状，虽然婴儿感染后不会出现任何症状，但很容易发展成慢性病毒携带者。慢性乙肝病毒携带者可能演变为慢性肝炎、肝硬化甚至是肝癌，并可因急性肝功能衰竭和长期身体受损而死亡。

乙肝分哪两种类型

乙型肝炎按其病程迁延程度可分为以下两种类型：
1. 急性乙型肝炎

起病较慢,按其症状表现可分为以下三期:

(1)黄疸前期。常表现为食欲不振、全身乏力、厌油腻食物、恶心、肝区疼痛等症状。

(2)黄疸期。自觉症状略有好转;巩膜、皮肤出现黄染;肝脏肿大,有胀满感,并伴有压痛、叩击痛;部分病例还伴有脾脏肿大。

(3)恢复期。黄疸消退,症状减轻直至消失;部分病例转变为慢性肝炎。

2. 慢性乙型肝炎

按照慢性肝炎的症状可分为:

(1)慢性迁延性肝炎。如果急性肝炎迁延6个月以上,肝功能检查显示血清氨基转移酶反复或持续升高,反复出现消化道症状及疲乏、肝区不适、肝脏肿大等症状,就表明已转为慢性肝炎。

(2)慢性活动性肝炎。如果病程超过半年,出现厌食、恶心、腹胀等消化道症状及乏力、委靡、失眠、肝区痛等神经症状,肝脏肿大,伴有肝掌、蜘蛛痣、毛细血管扩张或肝病面容、肝功能持续异常、血浆蛋白改变明显,则表明是活动性肝炎。

乙肝病毒什么样

乙肝病毒是属于DNA病毒科、直径为42nm的完整病毒颗粒,也叫Dane颗粒,分外壳和核心两部分,外壳含表面抗原和前S基因产物,外壳呈直径为22nm的球形与管环形,是病毒的过剩蛋白质。外壳本身无传染性,核心含有环状的双股DNA,整个核心为核心抗原(HBcAg),e抗原是核心的断片

(HBeAg)。

乙肝病毒是如何引发肝炎的

乙肝病毒并不直接损害肝细胞，肝组织损伤是通过机体免疫反应所引起的。乙肝病毒在感染肝细胞后，可改变肝细胞表面的抗原性，并刺激 T 细胞变成致敏淋巴细胞，体内也相应产生了抗肝细胞膜抗原的自身抗体，它们都会攻击带有病毒的肝细胞，在清除病毒的同时，导致肝细胞破裂、变性和坏死，免疫反应正常的人一般表现为急性黄疸型肝炎，在恢复期有足够的免疫功能清除体内病毒而痊愈。免疫功能过强者可成为重型肝炎，这是因为病毒被消灭的同时，大量肝细胞也被破坏。如果体内特异性细胞免疫和体液免疫均有缺陷，就会导致循环 T 细胞减少，抗 –HBs 缺乏，不能完全清除病毒并抑制其复制，并且有部分肝细胞在致敏淋巴细胞作用下不断被破坏，从而使病变持久不愈，形成慢性活动性肝炎。破坏轻微者为慢性迁延性肝炎。如果患者的 T 细胞功能很差，病毒可在细胞内自由出入，持续增殖复制，从而产生大量HBsAg；但如果肝细胞变性和坏死极轻微，则成为 HBsAg 的携带者。乙型肝炎的发病机制和免疫反应相互交织，错综复杂，因此，预防乙型肝炎的最有效办法，就是了解它的传染源和传播途径。

乙肝是通过何种途径传播的

乙肝病毒主要是通过病毒携带者的血液和体液，经由皮肤或黏膜进入健康者体内进行传播的。缺乏乙肝抵抗力或机体抵抗力较差的人有可能受到感染。传播的主要途径有垂直传染与水平传染。

　　垂直传染也叫母子传染，即母亲是乙肝病毒携带者，在分娩前后将乙肝病毒传染给新生儿。这条途径曾经是乙肝病毒广泛传播的主要原因。不过，随着医疗条件的改善，新生儿开始接受乙肝疫苗注射，乙肝病毒垂直传染的渠道目前已基本被阻断。

　　水平传染是指带有病毒的血液或体液进入有伤口的皮肤或黏膜而传染给健康人。输血、血液透析、针灸、共用刮胡刀等，都可能成为乙肝病毒的传播途径。随着社会的进步，诸如输血、透析之类的传染方式也被渐渐杜绝；倒是民间广泛应用的针灸、共用刮胡刀等，常因为消毒不够严格而导致乙肝传染。性行为和接吻也可能传染乙肝，因此进行性行为时要事先做好防护工作，以免感染乙肝病毒。

患上乙肝会引起哪些疾病

　　乙肝的肝外表现与甲肝有某些相似之处，但其对肝外器官的损伤要比甲肝复杂得多。

　　1. 乙肝所导致的肝外病变主要有以下几种：

　　（1）肾小球肾炎。在肝病患者中常见到蛋白尿、低蛋白血症、血尿及水肿等症状，经肾组织活检有 HBsAg 及免疫复合物，说明乙肝病毒及免疫复合物可引起肾脏损伤，这种情形也称为乙肝相关性肾病。

　　（2）血清病。乙肝免疫复合物可引起发热、关节炎等病症，尤以近端指间关节、膝关节及踝关节的对称性损伤最为多见。乙肝患者常有荨麻疹、斑血疹等血清病的皮肤表现。

（3）结节性动脉。这种炎症的临床表现为腹痛、关节痛及皮疹等多种症状交替或同时出现，这些症状是由免疫复合物引起的。

2. 与乙肝病毒有直接关系的肝外病变有以下这些：

（1）血液病。如再生障碍性贫血、溶血性贫血、单核粒细胞缺乏症等。

（2）神经系统炎症。这种肝外表现多见于重型肝炎患者，可引起脑膜炎、多发性神经炎、脊髓炎等。

（3）肺部疾病。胸腔有积液，患者可出现发热、咳嗽、胸闷等症状，与肝硬化导致的胸腔积液不同的是，在肝炎痊愈后积液会很快消退。

（4）心脏损伤。多以心肌炎和心包炎的形式出现，表现有进行性心脏扩大、低血压，查心电图时可发现低电压、电轴左偏、室性早搏、传导阻滞等情况。

什么是乙肝"大三阳"和"小三阳"

乙肝病毒感染者通常要检查以下五项指标（俗称"两对半"）：

① HBsAg——乙肝表面抗原

② HBsAb——乙肝表面抗体（抗 HBs）

③ HBeAg——乙肝 e 抗原

④ HBeAb——乙肝 e 抗体（抗 HBe）

⑤ HBcAb——乙肝核心抗体（抗 HBc）

其中,如果①、③、⑤项呈阳性,则为大三阳;如果①、④、⑤项呈阳性,则为小三阳。

"大三阳"和"小三阳"是表明乙肝的轻重吗

无论是"大三阳"还是"小三阳",都只能代表病毒复制的程度,而不反映病情的轻重。若血液检测为"大三阳",则说明乙肝病毒在人体内复制活跃。此时患者可采用抗病毒、提高机体免疫力和对症降酶等保肝措施进行治疗。如果"两对半"五项全阴,则应马上注射乙肝疫苗。

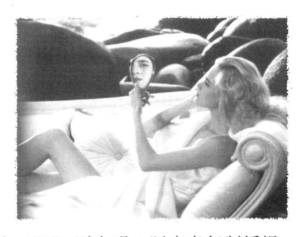

如果检测结果为"小三阳",则表明乙肝病毒复制缓慢,传染性减小。如果检查肝功能正常,自身又没有什么症状,通常被称为乙肝病毒无症状携带者。这说明乙肝病程进入相对稳定阶段,此时,最好检查一下血清乙肝病毒脱氧核糖核酸(HBV-DNA)。如果呈阴性,则说明是乙肝病毒复制相对静止阶段。此期传染性不大,对周围人群影响较小,也没有必要与家人分餐或隔离。

如何通过乙肝化验指标进行自我诊断

在乙型病毒性肝炎的五项化验指标中,不同的阴、阳性

组合在临床上代表着不同的含义,具体如下表所示(＋号为阳性,－号为阴性):

HBsAg	HBsAb	HBeAg	HBeAb	HBcAg	HBcAb	抗 HBcIgM	传染性	临床意义
＋	－	－	－	－	－	－	有	①
＋	－	＋	－	－	＋	－	强	②
＋	－	＋	－	－	＋	＋	强	③
＋	－	＋	－	＋	＋	＋	强	④
＋	－	－	＋	－	＋	－	弱	⑤
－	－	－	－	－	＋	－	无或弱	⑥
－	－	－	＋	－	＋	－	无或弱	⑦
－	＋	－	＋	－	＋	－	无或弱	⑧
－	＋	－	－	－	＋	－	无或弱	⑨
－	＋	－	－	－	－	－	无	⑩

其中①～⑩的临床意义如下:

① 为急性乙肝早期或乙肝病毒携带者。

② 为急、慢性乙肝或乙肝病毒携带者。

③ 正处于急性乙肝早期或慢性乙肝病毒复制活跃期。

④ 为慢性乙肝或急性乙肝早期,肝炎较严重,病毒复制活跃。

⑤ 为急、慢性乙肝或乙肝病毒携带者,病毒复制缓慢。

⑥ 表明过去曾感染过乙肝病毒但现已恢复或低水平乙肝病毒携带者。

⑦ 表明新近感染正处于恢复期,抗 HBs 尚未出现,或慢性乙肝的病毒低复制期。

⑧ 为乙肝病毒感染恢复阶段或慢性乙肝的病毒低复制期。

⑨ 表明乙肝病毒感染处于恢复阶段,抗 HBs 短期出现。

⑩ 乙肝病毒感染恢复期,或接种乙肝疫苗后已产生免疫力,或非特异性反应;偶尔也见于慢性乙肝非活动期,可能有

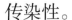

传染性。

乙肝"两对半"结果与乙肝病情之间有怎样的关系

乙肝"两对半"是目前国内医院最常用的乙肝病毒感染检测血清标志物，包括五项指标，即乙肝表面抗原（HBsAg）、乙肝表面抗体（抗 –HBs）、乙肝 e 抗原（HBeAg）、乙肝 e 抗体（抗 –HBe）和乙肝核心抗体（抗 –HBc）。

（1）HBsAg　HBsAg 又称为肝炎相关抗原（HAA），出现于患者血清 ALT 升高前 2～8 周，至恢复期 HBsAg 滴度逐步降低乃至消失，抗 –HBs 出现，但有部分患者 HBsAg 可持续存在，此时即使 HBV 已从人体内消除，肝细胞仍能不断复制 HBsAg。HBV 感染后，大部分人没有临床表现，称为 HBsAg 携带者，少部分人可发展为急性或慢性乙肝，甚至肝硬化和肝癌。

绝大多数 HBV 感染者外周血中可出现 HBsAg，含量为 5～600μg/ml，高者可达 2000μg/ml 以上。但有少部分 HBV 感染者血清 HBsAg 测定为阴性，如暴发性乙肝、HBV 的 S 基因发生变异等。急性重型肝炎很少或不合成 HBsAg，从而使外周血中无 HBsAg。HBV 的自然感染或注射 HBsAg 疫苗产生的抗体对变异株无作用，且可引起患者血清中同时出现 HBsAg 和抗 HBs，同时乙肝疫苗接种也不能预防此类变异病毒的感染。

血清 HBsAg 仅为 HBV 感染的标志，并不反映病毒有无复制、复制程度、传染性强弱及预后状况。

（2）抗 –HBs　急性乙肝患者恢复期后，随着 HBsAg 的逐步消失,血清中出现抗 –HBs,对 HBV 的感染具有保护性免疫作用。接受乙肝疫苗接种者,血中一旦出现除抗 –HBs 以外的标志物,则应视为以往受过 HBV 感染。一般情况下,血清中抗 HBs 和 HBsAg 不同时存在,若同时检出,可能为抗 –HBs 产生的早期,或属于不同类型的 HBV 感染,或由 HBV 的 S 基因变异所致。

（3）HBeAg　HBeAg 为 HBsAg 的可溶性成分,两者约有 75% 共同的氨基酸序列,在血清中的出现时间稍后于 HBsAg,一般 HBeAg 阳性者,HBsAg 亦为阳性。HBeAg 阳性说明传染性强,持续阳性 3 个月以上,则有向慢性转变倾向。有时临床实验室可见到 HbsAg 阴性、抗 –HBs 阳性、HbeAg 阳性的模式,这很有可能是在病毒编码 HBsAg 的基因区发生了突变。

（4）抗 –HBe　当血清 HBeAg 转阴后,可出现抗 –HBe,两者同时呈阳性较少见。抗 –HBe 阳性说明病毒复制减少,传染性减弱,但并非没有传染性。抗 –HBe 不是保护性抗体,这一点与抗 –HBs 不同。

（5）总抗 –HBc 和抗 –HBc–IgM　抗 –HBcAg 的免疫原性最强,随后才发生抗 –HBc。总抗 –HBc 包括抗 –HBc–IgM、IgA、IgG 和 IgE 等。抗 –HBc–IgM 在肝炎急性期呈高滴度,是判断急性乙肝的重要指标,随着急性乙肝的恢复,抗 –HBc–IgM 滴度(以及抗 –HBc–IgA)降低乃至消失,如持续高滴度,常表明有慢性化倾向。在慢性活动性乙肝患者中,抗 –HBc–IgM 检出率及滴度亦较高,说明 HBV 复制活跃,是传染性强的指标之一。

抗 –HBc 不是保护性抗体。抗 –HBc 在血中呈低滴度且与抗-HBs同时存在,是既往感染的标志。

（6）乙肝"两对半"结果的应用误区　因为绝大部分HBV感染者只是携带者,但其同样会有免疫应答的产生,而得到不同的两对半结果模式。因此,从根本上讲,两对半结果呈阳性,反映的只是感染了HBV,与临床病情轻重可以说毫无因果关系。

乙肝急性发作有怎样的规律

慢性肝炎的急性发作通常是由于病毒复制、机体免疫反应和某些诱因所致。通过大量临床诊疗经验,人们总结出了一些乙肝复发的规律。

（1）乙肝病毒感染母体的e抗原（HBeAg）可通过胎盘或脐血传递给新生儿,HBeAg能引起新生儿免疫系统对HBV复制呈无反应状态,就是所谓的免疫耐受。此时肝脏的炎症呈静止状态,无急性发病。但随着年龄的增长,小儿的免疫系统越来越完善,HBeAg所引起的耐受性被消除,其活性被激发而出现免疫应答反应,会引起肝炎的急性发作。

（2）核心抗体（抗-HBc）呈阳性的母亲所生新生儿,由于HBeAg呈阴性,没有HBeAg所引起的免疫耐受,因此在婴幼儿期即发生清除HBV的免疫反应,从而引起肝炎急性发作。

（3）水平方向传播的成年慢性肝炎患者,由于免疫反应的关系,每年有10%~20%的患者会出现HBeAg的血清学转换（即HBeAg消失,e抗体出现）,多数病例于血清转换前常伴有肝炎的急性发作表现。

（4）慢性肝病患者发生HBeAg的血清学转换后伴有乙肝

病毒脱氧核糖核酸（HBV-DNA）转阴，肝组织学显示肝细胞无核心抗原 HBcAg 表达，表示 HBV 复制已停止，一般不会发生急性发作。

（5）HBV 前 C 区基因变异时，虽然 HBeAg 呈阴性，e 抗体呈阳性，但 HBV-DNA 仍呈阳性，因此也会引起肝病不同程度的发作。

（6）合并感染其他嗜肝病毒或长期酗酒等，均会引起慢性乙肝的急性发作。

（7）应用免疫抑制剂及化疗药物均可诱发免疫反跳，引起急性发作。

乙肝"小三阳"患者在哪些情况下需要治疗

如果乙肝"小三阳"患者有下列情况，则要积极治疗：

① 有明显的症状，如疲乏、食欲不振、腹胀、肝区不适。

② 肝功能反复波动，氨基转移酶、血清胆红素升高，白蛋白降低等。

③ 乙肝病毒脱氧核糖核酸 HBV-DNA 检查呈阳性。

乙肝"小三阳"患者在什么情况下可暂时不必治疗

如果患者属于下列情况则暂时无须治疗：

① 身体没有明显不适。

② 肝功能检查一直正常。

③ 定期检查乙肝病毒脱氧核糖核酸 HBV-DNA 始终为阴性。

为什么不能把乙肝"大三阳"看做是病情已重

据统计，一般乙肝"两对半"表现为"大三阳"者，经肝穿证实有 30%～50% 是肝炎患者，而且男性多于女性。

由于乙肝"大三阳"病毒复制活跃，传染性强，而"小三阳"病毒复制不活跃，所以人们普遍认为"大三阳"病情重，"小三阳"病情轻，但实际情况并不都是这样。

有一小部分"小三阳"患者，其乙肝病毒 DNA 仍然为阳性，提示病毒复制仍然活跃，且有可能是乙肝病毒发生变异的结果，患者的病情可能较重，而且发展更快，应加以注意。无论患者是"大三阳"还是"小三阳"，只有肝功能正常，又没有明显的症状，都应称为乙肝病毒携带者，而不能确定为乙肝患者。这类患者都属于病症较轻者。另外，无论是"大三阳"还是"小三阳"，如果肝功能出现异常，或有临床症状和体征，如肝脾肿大等，才可判定为乙肝患者，需要积极治疗。

医学研究证明，经过一定的时间之后，每年有 5%～10% 的"大三阳"患者可自然转为"小三阳"。这对每个"大三阳"患者来说，都是病毒得到清除的机会。因此，建议乙肝"大三阳"患者不必过分担心，也不必把"大三阳"转为"小三阳"作为治疗的目标。

为什么不能将乙肝病毒携带者当做患者

乙肝病毒携带者，如无肝炎症状和体征，各项肝功能检查都正常，经半年观察无变化者，都可正常工作和学习，与健康人一样生活。

肝病的治疗与调养

一般来说，无症状乙肝病毒携带者可分为三类，应区别对待：

（1）患过肝炎而本人却全然不知。因其临床症状和肝脏损害轻微且很快痊愈，仅表现为病后的乙肝病毒携带状态。该类患者应定期检查，每3个月复查一次肝功能，以便及时了解有无肝脏损害，若有肝损则应及时治疗。

（2）健康携带者。经多次反复化验肝功能均属正常，无任何症状和体征，甚至作肝活检时亦未见病理损害，肝组织结构完整。该类患者可以照常工作、学习和劳动，大部分人预后良好，经过一段时间后，随着机体自身免疫状态的改善可以自然转阴。

（3）经肝活检病理诊断为慢性迁延性肝炎、慢性活动性肝炎。该类患者经证实肝脏有病理损害后，就要视为乙肝患者，应及时进行治疗。

为什么不能歧视乙肝病毒携带者

乙肝并不可怕，可怕的是跟正常人一样的无症状乙肝病毒携带者在升学、就业、婚姻等诸多人生大事中所遭受的歧视和不公。乙肝病毒携带者中，大多数人是在婴幼儿时期被感染上乙肝病毒，由于当时机体免疫系统发育尚未完全成熟，无力清除病毒，故乙肝病毒容易与其长期共处，而成为慢性携带者。

一般来说，表面抗原检测为阳性的患者，如果症状不明显，化验肝功能正常，医学上称其为乙肝病毒表面抗原携带者。这样的人不一定都是肝炎患者，所以与之接触没有必要担心受传染而感到恐慌,更不应该采取歧视的态度。

注射乙肝疫苗有什么用

乙肝疫苗是用于预防乙肝的特殊药物。乙肝疫苗的接种是控制乙肝最有效的措施。疫苗接种后,可刺激免疫系统产生保护性抗体,这种抗体存在于人的体液之中,乙肝病毒一旦出现,抗体会立即起作用,将其清除,阻止感染,并不会伤害肝脏,从而使人体具有了预防乙肝的免疫力。因此,接种乙肝疫苗是预防乙肝病毒感染的最有效方法。

乙肝疫苗应相隔多长时间注射一次

乙肝疫苗通常要注射三次,接种间隔的时间如下:
第一针 0:表示接种当天。
第二针 1:是指与第一针间隔 28 天至 2 个月内完成。
第三针 6:是指与第一针间隔 5 至 8 个月内完成。

乙肝疫苗可以重复接种吗

主要看注射后是否已产生抗体。如未产生抗体,应重新注射,如果有抗体,但滴度低,可加强一针,一般 3 至 5 年加强一针。在注加强针前,最好先化验一下抗体滴度,然后再做决定。如果抗体滴度够,再注射就没有多大作用了。

肝病的治疗与调养

如何保护婴儿不被乙肝父母传染

当母亲在快分娩时接种乙肝免疫球蛋白，和婴儿出生后及满月时，同时接种乙肝免疫球蛋白和疫苗，保护效果可以达到95%，所以完全可以放心。如果仅是父亲一方是乙肝病毒携带者，那么传染的概率就更低了，婴儿基本只接种疫苗就可以了，因为乙肝的传播方式，主要是血液、性、母婴传播。由于婴儿接种乙肝疫苗后就逐渐产生了抗体，因此即使与少量乙肝病毒接触也没多大关系，重要的是母亲没有乙肝。

乙肝病毒携带者是否可婚育

乙肝病毒携带者是乙型病毒性肝炎的重要传染源，乙肝病毒可以通过直接或间接的接触传染给他人。研究表明，患者的唾液、精液以及妇女的阴道分泌物和月经血中都有乙肝表面抗原的存在，亲密接触、性生活都可能造成传染。因此，在病毒仍处于复制活跃期的情况下，患者应禁止性生活。而如果血液中 HBsAg 阳性，但肝功能正常，HBeAg、抗–HBc 均为阴性，则说明以前感染过乙肝病毒，现在病毒已不复制，表面抗原只是乙肝病毒的外壳部分，不是完整的乙肝病毒。这种情况的患者则可以正常婚育。

乙肝患者应怎样避孕

处于育龄期的女性乙肝患者在进行性生活时，要注意以下几点：

（1）忌用避孕药　　肝脏是人体的代谢器官，具有解毒功能，避孕药需要经过肝脏代谢，最后由肾脏排出体外。当肝功能不良时，使用避孕药会加重肝脏负担，促使病情恶化，甚至会造成肝脏中毒，因此要避免使用。

（2）不宜放置节育环　　如果肝功能不良，则会使体内凝血酶原减少，使人体产生凝血功能障碍，因而容易引起出血。放置节育环会引起月经过多或子宫出血，在这种情况下会对患者造成严重的危害。

（3）患肝脏疾病的妇女宜使用避孕套、阴道隔膜及外用避孕药膜来避孕。这样不但安全，还可避免因阴道分泌物的接触而将肝炎病毒传染给男方。

患乙肝的孕妇为什么不可乱用药物

在怀孕期间，使用药物必须非常谨慎，这是因为大多数药物都可能被胎盘吸收，从而影响胎儿的生长发育，严重的可能造成婴儿畸形。因此，孕妇一旦被查出患乙肝，千万不能盲目用药，应在医生的指导下及时进行正确的治疗。

（1）患乙肝的孕妇最好及时住院治疗，以严密观察病情变化，监护胎儿，尽量保证孕妇和胎儿的安全。

（2）对于病情较轻、不需要终止妊娠的孕妇来说，一般适宜采取非药物治疗，待孩子出生后再开始正规的药物治疗。如果病情需要，也可适当使用一些对胎儿影响非常小的药物。

（3）为了避免新生婴儿感染病毒，婴儿出生 24 小时之内应接种乙肝疫苗和乙肝免疫球蛋白。可联合应用乙肝疫苗和乙肝免疫球蛋白,其保护率可以达到99%。

除了注意用药安全之外,患者的家人要注意为患者补充足够的营养,尽量提供高热量、高蛋白质和富含维生素 C、K 以及 B 族维生素的饮食;同时,要注意关怀患者,消除其紧张、焦虑的情绪,保证顺利生产。

乙肝"小三阳"的治疗原则与方法是什么

治疗原则:恢复患者的肝功能、抗病毒、阻止肝纤维化的联合治疗。

治疗方法:口服拉米夫定(抗病毒),6～12 个月为一个疗程;口服复方鳖甲软肝片(阻止肝纤维化),6～12 月为一个疗程;口服肝得灵等保肝药物,6～12 个月为一个疗程。上述三种药物如联合使用,效果更佳。当然也可服用一些增加机体免疫力的药物,如多抗甲素片、维生素 C 等药品。

无症状乙肝病毒携带者的治疗原则是什么

目前,对于无症状乙肝病毒携带者,临床上的处理原则主要有三条:

(1)保护肝脏。绝对戒酒,避免劳累过度和负面情绪,进行科学的饮食调理;定期复查乙肝病毒标志物及肝功能;用药一定要遵医嘱,必要时可服用抗坏血酸、保甘维养粉以增强机体和肝脏的抵抗能力。

(2)进行抗乙肝病毒治疗。到正规医院就诊,在医生指导下选用干扰素、拉米夫定、抗乙肝免疫核糖核酸等药物,也可同时配合中医疗法。

（3）重视个人卫生和家庭卫生。对于无症状乙肝病毒携带者的衣物要勤消毒，可用浓度 0.2%84 消毒液浸洗 20 分钟，或蒸煮消毒半小时，并且最好分离放置。患者的家人需注射乙肝疫苗，以预防感染。

乙肝病毒携带者通常转归良好，有一小部分可自然转阴；大部分患者终身处于稳定的乙肝病毒携带状态，其中约有半数患者会出现轻微的肝脏病理变化，这种变化是一种相对稳定的乙肝病毒持续感染的低反应状态，及时治疗可很快好转；但仍有大约 3% 的患者会发展成肝炎，且此类患者患肝癌的可能性也较非携带者大得多。

患慢性乙肝应怎样治疗

（1）抗病毒治疗。主要采用干扰素和核苷类似物。最初 10 ~ 30 天，每日注射 500 万单位；此后改为每周注射 3 次，每次 500 万单位；24 周为一疗程。在医生指导下联合应用抗病毒药物，或联合应用抗病毒药物与免疫功能调节药物，可提高疗效。

（2）免疫功能调节药物。

① 免疫增强剂：其中胸腺肽 α_1 可通过调节机体免疫功能间接抑制 HBV 复制。此外还有白介素 –2 和香菇多糖等可促进机体细胞免疫功能恢复。

② 免疫抑制剂：如肾上腺皮质激素和甘草甜素等，但要慎重使用。

（3）护肝及支持治疗药物。

① 护肝药：如肌苷、能量合剂、肝提取物等。

② 缓解炎症药：如激素、甘草甜素、苦参碱等。

③ 降酶药：如联苯双酯、五味子、垂盆草等。

④ 退黄药：如苯巴比妥、熊去氧胆酸等。

（4）抗纤维化药物。如干扰素－γ、秋水仙碱、鳖甲软肝片等。

（5）其他。肝细胞生长素、前列腺素 E_1 等有促进肝细胞再生的作用。乌鸡白凤丸可改善患者体质，促进蛋白合成，也有抗肝纤维化的功效。

慢性乙肝患者怎样根据治疗目标选择治疗药物

现在，有效治疗慢性乙肝的药物有三类：抗病毒药物、免疫调节剂和保肝降酶药。其中抗病毒药物对达成慢性乙肝的治疗目标——长期抑制病毒复制、延缓肝病进展最为有效，可以说是治疗的关键。目前国际公认的有效抗病毒药物只有拉米夫定、阿德福韦和干扰素。

拉米夫定是口服药，每天一次，每次一片，病毒复制、氨基转移酶升高的成年代偿期乙肝患者均能使用，服药期间安全性良好，很少出现不良反应。疗程至少在一年以上；根据患者的具体情况有不同，少数患者治疗一年以上时会出现耐药变异，这时可换用或加用其他药物。

注射干扰素需隔天一次或每周一次，有自身免疫性甲状腺病、中性粒细胞或血小板减少、精神病等病史的患者不宜使用。用药期间会出现发热、疲乏、肌痛、头痛、胃肠道反应、白细胞下降等不良反应，需要医生严密监控，疗程为 4～6 个月。

阿德福韦是一种治疗慢性乙肝的新药，口服，每天一次，每次一片。它的作用机理与拉米夫定相似，都是抑制乙肝病毒的复制，因此适应症和用法也与拉米夫定相似。但它也有独特的优点：使用阿德福韦单药治疗慢性乙肝，疗效与拉米夫定接近，但病毒耐药性出现得晚且发生率很低（治疗第一年无耐药性发生，治疗第三年的耐药性发生率仅为 3.9%）；同时，它对拉米夫定耐药株也同样有效。患者如果在使用拉米夫定的过程中出现了病毒耐药反应，可以在医生的指导下根据病情换用或加用阿德福韦，可以使病情得到缓解和控制。阿德福韦也需要长期使用，用得越久，患者出现病情好转的比例越高，停药后病症复发概率较低。

哪些患者适合采用干扰素治疗

以下患者适合采用干扰素治疗：

（1）HBeAg 或 HBV–DNA 阳性。

（2）ALT 持续升高（正常值的 1.5～10 倍）。

（3）没有合并失代偿性肝硬化、自身免疫性疾病及其他重要脏器病变。

对于某些 ALT 不高的患者，肝组织学检查可判断其肝脏炎症的程度。肝组织的炎症活性是可预期干扰素应答的重要指标，炎症分级 ≥ G3 的患者近远期应答效果好，500 万干扰素 –α 治疗 6 个月，治疗结束时完全应答率可达 70%～80%，一年后持续应答率仍可维持在 70%～80%。抗病毒药物包括普通干扰素 –α 和长效干扰素，核苷类似物拉米夫定和阿德福韦。

肝病的治疗与调养

抗乙肝病毒常见药物有哪些

乙肝病毒携带者是否需要治疗，要看病毒复制是否活跃。如果病毒复制活跃，可以考虑用抗病毒药物治疗，但如果肝功正常就不用服药。目前常见抗乙肝病毒药物主要有以下几种：

（1）干扰素。

（2）核苷类似物（如贺普丁）。

（3）苦参素（口服抗病毒药物）。

抗乙肝病毒的中成药有哪些

目前完全清除乙肝病毒在医学上难度相当大，完全清除率只有 10% 左右。目前治疗乙肝的药物非常多，因此患者一定要在医生的指导下用药，千万不要根据广告去吃药，这样不仅得不到好的治疗，甚至还会引起肝脏的炎症，加重对肝脏的损害。下面提供几种，仅供参考：

① 肝毒净颗粒；　　② 臌症丸；

③ 黄连羊肝丸；　　④ 六味五灵片；

⑤ 乙肝健片；　　　⑥ 五灵肝复胶囊；

⑦ 乙肝清热解毒片；⑧ 茵胆平肝胶囊；

⑨ 清热疏肝口服液；⑩ 肝康宁；

⑪ 茵胆平肝胶囊；　⑫ 七种熊胆胶囊；

⑬ 胆利舒胶囊；　　⑭ 乙肝清热解毒胶囊；

⑮ 葫芦素片；　　　⑯ 扶正化瘀胶囊；

⑰ 猪苓多糖注射液；⑱ 乙肝宁冲剂；

肝病的治疗与调养

⑲ 三效乙肝贴；　　　　⑳ 肝速康胶囊；

㉑ 肝加欣片；　　　　　㉒ 乙肝扶正胶囊；

㉓ 乙肝解毒胶囊。

13 种有抗乙肝病毒效果的中草药

① 珍珠草；② 五味子；③ 金银花；④ 鱼腥草；⑤ 黄精；

⑥ 黄芪；　⑦ 天花粉；⑧ 甘草；　⑨ 淫羊藿；

⑩ 夏枯草；⑪ 苦参；　⑫ 白扁豆；⑬ 灵芝。

乙肝"小三阳"患者为什么不可为追求转阴而大量服药

如果乙肝"两对半"表现为乙肝"小三阳"，HBV-DNA(应采用 PCR 及斑点法同时检测，最好经肝活检证实) 为阴性且肝功能、B 超及 AFP 等均长期正常，则说明病毒已清除，无传染性。乙肝三项之所以仍表现为乙肝"小三阳"状态，可能是因为机体免疫系统的记忆性延续，这种延续甚至会持续终生，所以，这种情况的患者事实上已无须隔离与治疗。一方面，目前尚无可在此类乙肝"小三阳"基础上进一步治疗乙肝的有效药物；另一方面，一味追求转阴而大量服用药物只会增加肝脏负担，甚至会导致不良后果。

乙肝"小三阳"患者生活中应注意什么

乙肝"小三阳"患者可以结婚、生育，可与健康人一样生活、工作和学习，所谓减少寿命之说是毫无科学根据的。鉴于

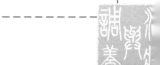

此类乙肝"小三阳"患者病毒虽已清除，但体内可能存在着乙肝病毒易感基因，故若配偶乙肝三项均为阴性，则应尽早注射乙肝疫苗，产生抗体（HBsAb）后再结婚、生育。此前进行性生活时，男方应使用避孕套。生育的婴儿应在医生指导下注射乙肝疫苗、乙肝免疫球蛋白。

患者须继续注意自我保护及定期复查，以使病毒不能复制，争取完全康复。乙肝"小三阳"患者也需要"三分治七分养"，因此要有良好的生活习惯、适当的身心锻炼，起居要有规律，要保持乐观的情绪，不吃霉变食物，饮食应清淡，并应多摄取维生素及蛋白质，这样可以增强体质，提高机体的免疫力，防止肝硬化及肝癌的发生。

注射乙肝疫苗能预防其他类型的肝炎吗

乙肝疫苗自投入使用以来，已有效地预防了乙肝的传染。研究表明，新生儿如按程序注射了三支乙肝疫苗，可使90%以上的接种者在3～5年内避免感染乙肝病毒。但是，如果因此就认为只要注射了乙肝疫苗就可以预防所有肝炎，那是非常错误的。

目前已发现的病毒性肝炎有甲、乙、丙、丁、戊五种类型，它们之间没有交叉免疫现象。也就是说，一个患者患某型肝炎后，还是有可能患上另一型肝炎的，同样，即使注射了乙肝疫苗后，也无法避免感染其他类型肝炎病毒的可能。研究表明，丁型肝炎病毒是一种有缺陷的病毒，它对机体的感染与乙肝病毒感染及乙肝的慢性化有关。从这个意义上讲，乙肝疫苗也可间接预防丁型肝炎，但对其他几型肝炎就不具有预防作用。因此,即使已经按程序注射了乙肝疫苗的人,也不可掉以轻心,还应在生活中注意预防其他类型的肝炎。

乙肝患者生活中怎样调整自己的心态

由于社会上普遍存在对于乙肝的错误认识,这使得乙肝患者常常受到不同程度的不公正待遇。为此乙肝患者承受着巨大的心理压力和精神伤害,常常会陷入自卑、孤僻、愤懑、抑郁等情绪中,非常不利于身体的恢复。因此,乙肝患者在积极治疗肝病的同时,也要调整自己的心理状态,可尝试做到以下几点:

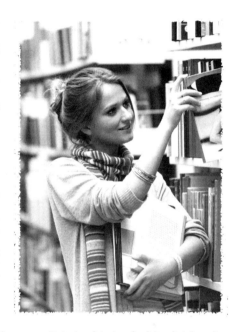

(1)以平和的心态对待病情。乙肝患者在病情确诊时,往往处于病毒携带状态或轻度肝炎阶段,因此大可不必过于紧张和悲观,只要积极接受治疗,坚持必胜的信心,预后大多都很理想。同时要多关注和了解一些成功的防治病例,从中获得治疗信心,总结治疗经验,少去谈论和接触危重患者,避免对自己的病情产生悲观心理。

(2)积极主动地接受正规的治疗。有些患者在得知病情时容易慌乱,从而乱投医、乱用药,这很容易耽误最佳的治疗时机,甚至可能给身体造成其他损害。因此,患者应到正规医院就诊,请专科医生来分析病情,讲解防治措施,指导生活起居,并且坚持定期复查。

(3)多了解有关肝病的知识。了解疾病常识,如传染途径、治疗方法、预防措施、饮食调养等,有助于掌握自身病情,有效配合治疗,从而促进病情的好转,使自己尽快过上正常、健康的生活。

(4)避免将病毒传染给他人。乙肝患者应尽可能避免可能对他人造成感染的行为,比如献血等。只有这样,乙肝患者才能赢得社会的尊重。

(5)减少负面影响。社会观念的扭转是一个长期的循序渐进的过程,因此,乙肝患者不宜四处公布自己的病情,应该采取一些自我保护措施,对于一般关系的人可以适当保密,以免带来不必要的麻烦,影响自己的心情和康复进程。但对于关系亲密的亲友,以及即将确立恋爱或婚姻关系的人,不能刻意隐瞒。

(6)运用法律手段保护自己。当乙肝患者在日常生活和工作中遭遇到各种各样的不公正待遇时,应该积极运用法律武器保护自身的合法权益。

(7)积极对待生活。有些患者因为自身患病或因此受到歧视和不公正待遇,就丧失信心、自暴自弃,这种心态既不利于病情好转,也不利于人生的长远发展。事实上,乙肝患者只要积极治疗,认真对待工作和学习,同样可以参与公平竞争,拥有美好的人生。

(8)在文体活动中愉悦身心。很多乙肝患者为了避免不愉快的经历,往往会选择把自己封闭起来,整天呆在家里。其实,这对于患者的身心健康非常不利。走出家门,参加散步、游泳、打球、郊游等体育活动,或者和志同道合的朋友一起聊聊天、唱唱歌，不但能使身体得到锻炼，还可以使患者性情开朗、心情愉悦，这才是最好的选择。

什么是丙型肝炎

丙型肝炎是因感染丙型肝炎病毒（HCV）所导致的一种肝病。

丙肝的传染途径有哪些

丙肝主要是通过输血、血制品、血透析、肾移植、静脉注射毒品、性传播、母婴传播等途径传染。

丙肝的传播方式是什么

① 血液传播。这是丙肝病毒最主要的传播方式，具体是通过献血和血液制品来扩散。

② 母婴传播。携带丙肝病毒的女性在分娩时容易将病毒传播给婴儿。

③ 性接触传播。临床诊疗发现，性伴侣不唯一者患丙肝的概率较高。

④ 日常生活接触。日常生活中接触也可能导致丙肝传染，虽然这种概率较低，但也应引起重视。

哪些人易患丙肝

大量事实表明,以下人群患丙肝的概率较高:

(1)需要输血的患者、供血者、吸毒静脉注射者。这类人群均可通过输入被病毒污染的血液或使用被污染的医疗器具而感染上丙型肝炎,如采血和血回输的交叉污染等。

(2)与丙型肝炎患者有密切接触者。患者的家庭成员,如夫妻、子女、父母,都存在丙型肝炎病毒感染的可能,这是通过非输血传播渠道受到感染的主要人群。

(3)患有丙肝的母亲产下的婴儿。大量研究表明,丙肝病毒可在母婴之间传播,并可分为宫内感染、分娩时传播及产后通过哺乳传播三类。

(4)丙型肝炎患者的性伴侣。性接触传播也是丙肝病毒传播的主要途径。

(5)接受脏器移植者。该类人群可通过血清抗–HCV阳性的器官移植供体、骨髓或术中大量输血而造成感染。

怎样确诊丙肝

由于丙型肝炎临床表现与乙肝极为相似,因此无法通过症状来判断是否感染了丙型肝炎,必须依靠抽血检查丙型肝炎抗体才能最终确诊。如果丙型肝炎抗体呈阳性,则表明已感染了丙型肝炎。

急性丙型肝炎很容易演变为慢性肝炎、肝硬化和肝癌,因此,若不慎感染了丙型肝炎病毒,千万不可疏忽大意。

丙肝有哪些特征

（1）感染者血清中丙肝病毒浓度极低，为 102 ~ 103CID/ml（CID 为黑猩猩的感染剂量）。

（2）对有机溶剂敏感，提示丙肝病毒含有脂类的衣膜。

（3）可通过 80nm 滤膜，但无法通过 30nm 滤膜，因此推测其直径为 50 ~ 60nm。

（4）其最低沉降系数为 140S，在蔗糖中的密度为 1.09 ~ 1.11g/ml。

（5）经 1：1000 福尔马林 37℃、96 小时，100℃、5 分钟或 60℃、10 小时处理，其传染性可消失。

（6）用免疫电镜观察证实，丙肝病毒是直径为 36 ~ 62nm 大小的球状病毒颗粒，形态与黄病毒十分相似，包膜表面有 22 个突起和棘突。

丙肝的危害在哪里

丙肝转化为慢性肝炎的概率高，是丙肝明显区别于甲肝、乙肝和戊肝的一个显著特点。甲肝、戊肝以急性为多见，一般不会转化为慢性；乙肝病毒感染者中，幼年时感染转化为慢性乙肝的概率较高，而成年后感染只有约 10% 会成为慢性乙肝，多数为急性发病或隐性感染，产生抗体具有免疫力。而丙肝则完全不同，超过 80% 的感染者会转化为慢性丙肝，其中 20% 会在 10 至 20 年发展为肝硬化，部分患者最终会发展成肝癌。

更可怕的是，丙肝具有极强的隐匿性，很容易被人忽视，这是它不同于其他肝炎的又一显著特点。通常甲肝、戊肝及乙肝患者，几乎均有较明显的疲乏无力、食欲减退、恶心等不适感；而丙肝则不同，症状轻微，黄疸少见。临床观察研究显示，多数慢性丙肝患者在患病的 10 年甚至 20 年中，无任何自觉不适症状，或偶有不明显的消化道不适，他们中相当一部分是在体检或求治其他疾病时才被意外发现，而对何时、又怎样感染的丙肝病毒，患者往往一无所知。即使在美国，慢性丙肝的诊断率也只有 20％，而这些患者大多是在感染丙肝病毒后 10 余年才被发现。

丙肝与乙肝的异同之处在哪里

（1）丙肝与乙肝的传播方式类似，都可通过血液传播。

（2）丙肝与乙肝一样，也有无症状的病毒携带者。

（3）丙肝的临床表现与乙肝相似，但丙肝无症状及无黄疸病例较多，因而有较强的隐藏性。

（4）与乙肝一样，丙肝也有向慢性肝炎或肝硬化发展的倾向，它的发生率比乙肝更高，而且还很有可能发展成为原发性肝癌。

（5）丙肝与乙肝可发生交叉感染与重叠感染，会加剧肝脏的损害程度，死亡比例较高。

在临床表现方面，与急性乙肝相比，急性丙型肝炎的消化道症状更轻，发生黄疸的比例更低，ALT 和血清胆红素水平也明显低于急性乙肝。在丙型肝炎的急性期如不积极进行抗病毒治疗，则约有 50％的患者 ALT 持续处于高水平状态，易发展为慢性丙型肝炎。

患慢性丙肝应怎样治疗

（1）干扰素治疗。丙肝主要有两种发病原因：一是由于丙肝病毒直接侵害肝细胞而发病；二是由于机体的免疫功能异常，造成自身免疫性肝损害所致。干扰素可直接抑制丙肝病毒复制，激活 T 细胞功能，抑制肝脏炎症反应，并能阻止丙型肝炎发展为肝硬化或肝癌。因此，干扰素是目前治疗丙肝唯一的、比较有效的药物。

（2）对症治疗。主要包括恢复肝脏功能，调整免疫功能，促进细胞再生，活血化瘀，抗纤维化。联苯双酯、五味子制剂可降低血清 ALT；肝舒乐、苦黄等可促进黄疸消退；肝细胞生长素可促进肝细胞再生。丙肝患者可对症用药。

（3）中医治疗。柴胡制剂以祛瘀为主，尽可能随症加减剂量，通常小柴胡汤是最经常使用的药物。

治疗丙肝有效药物有哪些

（1）干扰素－α 联合利巴韦林（过去称"病毒唑"）。

注：由于肾功能不全者可引起严重溶血，故禁用利巴韦林。男女患者在治疗期间及停药后 6 个月内，均应采取避孕措施。

（2）原花青素（蓝莓叶子中提取）。

（3）苦参素联合干扰素－α 。

有抗丙肝病毒作用的中成药有哪些

① 丙肝康颗粒；　② 五苓丙肝散；③ 丙肝灵胶囊
④ 水飞蓟素制剂；⑤ 松栀丸；　　⑥ 清肝颗粒

有抗丙肝病毒功效的中草药有哪些

五味子、茯苓、茵陈、柴胡、甘草、夏枯草、龙胆草、白芍、丹参、大黄炭、白花蛇舌草、虎杖、茵陈、五味子、蒲公英、黄芩、枸杞子等。

使丙肝患者病情稳定应做到哪些

（1）注意适当休息。

（2）在保证足够能量的情况下，饮食宜清淡，适当增加蛋白和维生素摄入，糖和脂肪摄入应适量。

（3）戒酒，避免肝损伤药物使用。

（4）注意饮食卫生，避免肠道感染及其他肝炎病毒感染。

（5）适当应用保肝药物。

（6）定期复查肝功能及 B 超，一般半年一次。

（7）应用干扰素。

为什么丙肝疫苗难以问世

由于 RNA 病毒携带者与常见的 DNA 病毒是不同的基因类型，而且 RNA 病毒经常会发生变异，因此使得丙肝疫苗的研制变得异常艰难。

什么是丁型肝炎

丁型肝炎是由于感染了丁型肝炎病毒（HDV）所引起的传染性疾病。

丁肝病毒是怎样命名的

里兹托等医学专家于1977年用免疫荧光方法在意大利慢性乙肝患者的肝细胞核中检测出一种新的抗原，其分布方式与乙肝核心抗原相似，但又很少与乙肝核心抗原同时存在。当时已知的乙肝病毒有表面抗原、e抗原、核心抗原，因此认为新发现的抗原是乙肝病毒的第四种抗原，就按希腊字母的顺序将其命名为S抗原，将它的抗体命名为S抗体。后来经过进一步研究，才了解S抗原并非乙肝病毒的组成部分。因此，1984年，里兹托提议将S因子命名为丁

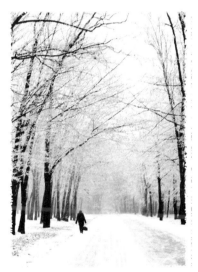

型肝炎病毒，它的抗原和抗体分别称为丁肝病毒抗原和丁肝病毒抗体，和它相关的肝炎称为丁型病毒性肝炎。丁型肝炎病毒是一种缺陷核糖核酸病毒，它必须在有乙肝病毒感染存在的情况下才能感染人体。乙肝合并丁型肝炎病毒感染时常使病情加重或慢性化，甚至发展为暴发性肝炎。

在什么情况下可感染丁肝病毒

由于丁型肝炎病毒是一种缺陷性病毒，必须在乙肝病毒的辅助下才可以复制，因此，只有同时感染了乙肝病毒的人才会感染上丁肝病毒。

丁肝感染途径与方式有哪些

丁肝跟丙肝一样，主要是通过血液和血制品传播。其感染方式有共同感染和重叠感染两种类型。

（1）共同感染。即丁肝病毒与乙肝病毒同时感染，这种感染可能导致下列两种情形。

① 与急性丁肝病毒相关肝炎。其临床特点与单纯乙肝相似，症状较轻，肝脏组织损害不十分严重。肝内丁肝病毒仅一次性出现，疾病常呈自限性。

② 暴发性肝炎。如果一次性感染丁肝病毒量较大，可导致较为严重的后果。临床症状为肝损害严重，病死率高。

（2）重叠感染。即在患有慢性乙肝的基础上再感染丁肝病毒。按病毒的活动期限分为：

① 自限性丁型肝炎。一般临床症状不严重，病程较短，有自限和恢复的倾向。乙肝表面抗原携带者是丁肝病毒攻击的目标。

② 慢性进行型丁型肝炎。即慢性乙肝恶化或无症状的乙肝病毒携带者感染丁肝病毒后发展而成的进行性活动性肝炎，病情严重者可发展为肝硬化。

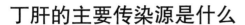

丁肝的主要传染源是什么

丁肝的主要传染源是丁肝的慢性患者和病毒携带者。因为丁肝病毒的复制必须有乙肝病毒的帮助,只有当乙肝病毒复制产生的乙肝表面抗原装配在丁肝抗原和丁肝病毒核糖核酸的外部时,才能组成完整的丁肝病毒颗粒,此过程是在乙肝病毒携带者的肝细胞内进行的。因此,乙肝表面抗原携带者和乙肝患者既可能是丁肝病毒的保毒宿主和传染源,又很有可能成为丁肝病毒的被感染者。

丁肝是怎样传播的

(1)血液。丁肝病毒可以通过血液、血制品、注射器和针头传染给受血者。

(2)日常生活接触。如果皮肤和黏膜有破损,又接触了含有丁肝病毒的体液或分泌物,就很容易感染丁肝病毒。

(3)母婴传播。母亲乙肝表面抗原和丁肝病毒抗体阳性的,且乙肝 e 抗原阳性者,可直接将丁肝病毒传播给新生儿。

(4)性接触也是丁肝病毒传播的重要方式。

丁肝有哪些临床特点

1. 丁肝病毒与乙肝病毒同时感染时,可能出现以下两种情况:

(1)急性丁肝病毒相关肝炎。其临床及生化特点与单纯乙肝相似,症状较轻,肝组织损害不十分严重。偶尔可见分别

肝病的治疗与调养

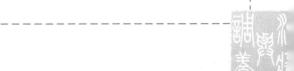

表示乙肝病毒感染及丁肝病毒感染的两次氨基转移酶高峰，经治疗可痊愈。此类患者的肝组织内丁肝抗原仅一过性出现，血清丁肝抗体免疫球蛋白M呈低滴度短暂上升，不继发相应的丁肝抗体免疫球蛋白G，与单纯的急性乙肝相比，发生慢性肝炎的危险性较低。

（2）暴发性肝炎。临床症状及肝损害严重，病死率高。这是因为急性乙肝病毒血症时间延长，乙肝病毒复制增多，为丁肝病毒复制提供了良好的条件。丁肝抗原血症时间短暂，先出现丁肝病毒抗体免疫球蛋白M，随后出现丁肝病毒抗体免疫球蛋白G。在这种情况下，丁肝病毒引起的肝损害程度严重，加之乙肝病毒引起的肝损害，可诱发暴发性肝炎。

2. 重叠感染丁肝病毒时，可出现以下两种情况：

（1）自限性肝炎。一般临床症状不严重，病程较短，有自限和恢复的倾向。乙肝表面抗原携带者是丁肝病毒攻击的目标，丁肝病毒感染后肝组织内出现丁肝抗原，随后出现丁肝抗原血症，血清中出现丁肝病毒抗体免疫球蛋白M。

（2）慢性进行性丁型肝炎。即为慢性乙肝恶化或无症状的乙肝病毒携带者演变为进行性活动性肝炎，病情严重，呈进行性发展，可发展为肝硬化，预后差。

丁肝的危害在哪里

由于丁型肝炎病毒多是在乙肝病毒的"辅助"下完成复制而对患者造成危害的，因此医学上形象地说，丁肝就像乙肝的"孪生兄弟"一样，要在感染乙肝的基础上才能被感染。在临床上，乙肝和丁肝经常同时感染，有时也重叠感染，即先感染乙肝,后感染丁肝。病情可表现为急性或慢性,尤其需要注意的是,在乙肝基础上再感染丁肝,往往会导致病情加重,使肝炎发展为肝硬化。

治疗丁肝的药物有哪些

丁肝的一般疗法及中西医药物综合治疗与乙肝相同,目前尚无特效治疗药物,医学上认为干扰素 -2(IFN-2)+ 膦羧基甲酸钠比较有效。

什么是戊型肝炎

戊型肝炎是进食被戊肝病毒(HEV)污染的水或食物而引起的一种肝炎。

戊肝的流行季节是什么

一般来说,戊肝易在雨季和洪水过后流行,多见于秋冬季节。

哪个年龄段的人易感染戊肝

戊型肝炎的发病年龄大多为 15 ~ 49 岁,儿童发病率较低,孕妇发病率高。

肝病的治疗与调养

戊肝的潜伏期有多长

感染戊肝病毒后，经过 15 ~ 25 天的潜伏期，可表现为无黄疸型和黄疸型，两者发病数量之比为 13：1。有些患者会发展成为重型肝炎。临床上，戊型肝炎有的无症状，有的与甲肝症状极为相似。

怎样诊断戊肝

目前，对戊肝的诊断有多种方法。一般是采用特异性抗体检测法、免疫荧光法、免疫电子显微镜检测法和逆转录聚合酶链反应法等来检测，结果都比较准确。

感染戊肝后会出现哪些症状

戊肝根据临床表现一般分为急性黄疸型、急性无黄疸型、急性重型和瘀胆型四种。除了乏力、食欲减退、恶心、呕吐外，急性黄疸型患者还有尿黄、眼睛黄、皮肤黄，血中胆红素也升高。重症肝炎的表现更重，甚至可以发生肝昏迷、弥漫性血管内凝血等危及生命的并发症。

戊肝和甲肝的临床症状有什么异同之处

医学界对甲肝患者和戊肝患者进行了一系列流行病学和临床特征的分析，结果表明：

（1）戊肝患者以中青年居多，60 岁以上患者占 18.9%，而

甲肝以学生为主要患者群。

（2）两者均以急性黄疸型为主，但戊肝急性重型和急性瘀胆型较甲肝多见；戊肝发热、肝肿大较甲肝少见，但皮肤瘙痒和灰白较甲肝多见。戊肝病理损害较甲肝明显，恢复慢，其血清胆红素升高水平和持续时间均长于甲肝。

（3）戊肝的潜伏期为 2～9 周，平均为 6 周，甲肝的潜伏期则相对较短。

（4）孕妇易患戊肝，而且死亡率高。

由此可见，甲肝和戊肝虽然都是经消化道途径传播的急性传染病，但两者在患者群体、某些临床表现、肝功能改变以及预后方面存在着差别。

怎样预防戊肝

由于戊肝是通过消化道传播，平时应充分重视饮食卫生，餐具一定要消毒，提倡分餐制。不要喝生水和吃不干净的生冷食品。如果直接接触了传染性物品后，最直接有效的办法是用肥皂和流水充分洗手。

怎样治疗戊肝

戊肝的治疗同甲肝相似，重要的一条是卧床休息。目前还没有预防戊肝的疫苗。预防的方法主要是做好饮水、饮食卫生的管理。如果使用药物，可在医生的指导下适当补充一些 B 族维生素、维生素 C、肌苷片，进行保肝治疗，但是药物不要过多，过多的药物反而会造成肝脏损害。

什么是脂肪肝

脂肪肝是指由于各种原因引起的肝细胞内脂肪堆积过多而引起的肝脏病变。

确定脂肪肝的标准是什么

正常的肝脏内脂肪约占肝重的 3% 至 4%，如果脂肪含量超过肝重的 5% 即为脂肪肝，严重者脂肪含量可达 40% 至 50%，脂肪肝的脂类主要是三酰甘油。

脂肪肝是由哪些因素造成的

脂肪肝是由于营养失调、大量饮酒、糖尿病、肝炎、代谢障碍和内分泌障碍等因素或疾病引起的三酰甘油在肝内沉积过多所致。

（1）长期酗酒。酒精及其代谢产物会干扰肝细胞对脂肪酸的代谢，引起肝内脂肪沉积而造成脂肪肝。饮酒量越大，酗酒时间越长，脂肪肝就越严重。酒精在引起脂肪肝的同时，还可诱发肝纤维化增生，引起肝硬化。

（2）营养过剩。长期高脂肪、高糖饮食，超过机体热量和代谢的需要，过剩的营养物质便转化为脂肪储存起来，形成脂肪肝。

（3）营养不良。缺少某些蛋白质和维生素，也可引起脂肪肝。

（4）糖尿病。由于糖尿病患者易发生血脂代谢紊乱，约有 50% 的糖尿病患者会伴发脂肪肝。

（5）肝炎。肝炎患者的肝脏易发生脂肪沉积，极易诱发脂肪肝。

此外，重度贫血、活动过少、服用某些损害肝功能的药物、长期应用皮质类固醇激素等都可造成脂肪肝。

脂肪肝分哪几种类型

脂肪肝常见为三大类型，即：肥胖性脂肪肝、酒精性脂肪肝、糖尿病性脂肪肝。此外，还有营养失调性脂肪肝、药物性脂肪肝、妊娠急性脂肪肝等。

患了脂肪肝会出现哪些症状

脂肪肝不是一种独立的疾病，它是由多种因素或疾病引起的肝细胞内脂肪过度堆积的代谢性疾病，是肝脏开始转为纤维化和肝硬化的过渡阶段。

人体正常肝组织中的脂类物质一般有三类，即三酰甘油（通常称做脂肪）、磷脂和胆固醇。其中，三酰甘油占 2%～3.5%，磷脂约占 2.5%，胆固醇约占 0.3%。当脂肪含量超过肝湿重的 5% 或组织学上单位面积中有 1/3 以上肝细胞脂肪变时，就可确诊是脂肪肝了。

轻度脂肪肝几乎没有任何不适，中度或重度脂肪肝则有食欲不振、乏力、恶心、呕吐、腹胀、腹泻、肝区隐痛、左肩及背部酸痛发胀等症状。医生检查可发现肝肿大，少数还有轻度黄疸及蜘蛛痣。检查可有肝功能异常，三酰甘油、胆固醇增高。早期诊断并及时治疗能有效控制脂肪肝进一步发展，使肝内沉积的脂肪消退。

脂肪肝为什么应早期治疗

单纯性脂肪肝是疾病的早期阶段，如能早期发现、及时治疗，完全可以痊愈。并且，脂肪肝即使发展为脂肪性肝炎和肝纤维化，经过积极治疗后，肝脏病变仍有可能发生逆转。但是如果任其发展，一旦演变为肝硬化后，即使进行积极治疗，也很难使肝脏恢复正常了。

怎样能早期发现脂肪肝

脂肪肝是一种常见的弥漫性肝病，如能及时诊治可使其逆转；反之，部分患者可发展为脂肪性肝炎，甚至肝硬化。因此，早期诊治对阻止脂肪肝进一步发展和改善预后十分重要。过去，必须根据肝穿刺病理检查确诊脂肪肝；近年来，随着影像技术的发展，特别是 CT、MRI 及超声显像在临床上的广泛应用，不必进行肝穿刺活检即能得到比较准确的临床诊断。

由于脂肪肝缺乏特异的临床表现及实验室检查指标，而肝穿刺活检又有创伤性，现主要采用 B 超和 CT 诊断脂肪肝。现已证实，通过影像学检查不仅可筛选脂肪肝，并能确定诊断。鉴于 B 超诊断脂肪肝具有经济、迅速、无创伤等优点，因此，定期给脂肪肝高危人群作肝脏 B 超检查是早期发现脂肪肝的最佳方法。

哪些人易患脂肪肝

所谓脂肪肝高危人群是指存在脂肪肝发病的危险因素、比普通人群更易发生脂肪肝的群体。脂肪肝的高危人群主要包括：

（1）肥胖症患者，特别是内脏脂肪性肥胖患者。

（2）糖尿病患者，特别是成年型 2 型糖尿病患者。

（3）长期酗酒者。

（4）高脂血症患者，特别是有血液三酰甘油升高者。

（5）长期服用损肝药物者。

（6）有肥胖症、糖尿病和脂肪肝家族史者。

脂肪肝会导致哪些后果

一些肝病患者，尤其是那些每天大量摄入酒精和脂肪的患者，丝毫不知积极预防和治疗脂肪肝的重要意义。

肝脏病变常常会影响人的消化功能，特别是脂肪肝，会导致人体对于脂类的吸收发生障碍以及人体能量代谢紊乱，从而降低机体对病原菌、病毒以及其他致病微生物的防御能力，加重原有病变。因此，设法消除脂肪肝，有利于肝功能的恢复，使消化功能逐渐改善，从而改善体质，促进病情好转。

脂肪肝可诱发其他各种疾病，也可影响其他疾病的恢复。许多疾病久治不愈以及一些患者肝功能不能恢复的原因之一，就是有脂肪肝的存在。消除脂肪肝能够延缓形成肝硬化的时间，避免发生肝功能衰竭，对患者大有裨益。

脂肪肝可采用哪些治疗方法

（1）治疗原发病。如果是酒精性脂肪肝则必须戒酒；营养失调性脂肪肝则要补充缺乏的营养；肥胖者则要减肥；糖尿病性脂肪肝则要控制血糖；药物性脂肪肝须立即停药。

（2）调整饮食。纠正不良饮食习惯，避免吃零食、夜间加餐，也不要多吃高热量和调味过浓的食物。

（3）运动治疗。对于肥胖者来说，运动比单纯节食更重要。运动可以除去腹部内脏脂肪，并降低三酰甘油及低密度脂蛋白，升高高密度脂蛋白，改善葡萄糖耐量及使血压下降，对脂肪肝患者大有裨益。但要注意运动要适度，不可过于劳累。

（4）药物治疗。主要可采用调血脂药与护肝祛脂药。调血脂治疗对原发性高脂血症患者有降低血脂和防治脂肪肝的作用，但许多调血脂药可能驱使血脂更集中于肝脏进行代谢，反而促使脂质贮积并损害肝功能，因此要在医生指导下使用。

可供参考的治疗脂肪肝的西药有哪些

治疗脂肪肝不但需要可治疗原发疾病的药物，还需要有降血脂功效的药物相配合。降血脂药的种类较多，应根据医嘱选用副作用小的药物。临床已经证明一些药物对治疗脂肪肝比较有效，当然应该在医生的指导下辨证服用。当前，市场上有五花八门的减肥药，有的还标明有降脂作用，但疗效并未经过正规医院的临床验证，是不可靠的。脂肪肝患者最好还是到正规医院找医生进行诊治，不要随意用保健品替代药品，否则，用药不当只会加重肝脏的损害。常见治疗脂肪肝的药物有以下几种：

（1）非诺贝特。该药适用于糖尿病伴高脂血症、脂肪肝患者。

（2）肝得健。肝得健可使脂肪细胞退化，脂肪细胞减少50%以上，改善肝内循环及微循环，是治疗脂肪肝的有效药物之一。

（3）必降脂。适用于高脂血症。但肝胆疾病及严重肾功能障碍者禁用。

可供参考的治疗脂肪肝的中成药有哪些

（1）宁脂片。适用于高脂血症性脂肪肝。

（2）白金丸。适用于肥胖性脂肪肝。

（3）康灵合剂。适用于肥胖性脂肪肝。

（4）降脂片。适用于肥胖性脂肪肝。

（5）月见草油胶丸。适用于脂肪肝、高脂血症、高黏血症。

（6）首乌冲剂。适用于高脂血症、脂肪肝患者。

（7）绞股蓝总苷片。适用于高脂血症。

（8）大黄胶囊。适用于高脂血症、肥胖症、脂肪肝患者。

（9）泽泻浸膏片。适用于脂肪肝、高脂血症。

（10）脉康片。适用于高脂血症、脂肪肝。

（11）心脑健（茶色素、喜罗净）。适用于高脂血症、脂肪肝的治疗。

（12）银杏叶片。银杏叶片有降低胆固醇、三酰甘油，升高高密度脂蛋白,改善血流动力学某些指标等作用,故可用于治疗高脂血症。

哪些中草药有防治脂肪肝的功效

(1)人参。人参有降低胆固醇、三酰甘油和显著升高肝中磷脂含量的作用,可促进肝内三酰甘油的降解。

(2)泽泻。泽泻具有很好的抗脂肪肝作用,泽泻成分除对低蛋白质和高胆固醇食物所引起的脂肪肝有对抗作用外,还可降低胆固醇、使动脉粥样硬化病变减轻。泽泻中分离出的三萜化合物可能影响脂肪酸分解,减少合成胆固醇的原料(乙酰辅酶 A)。

(3)大蒜。实验研究表明,大蒜可明显降低脂质的内生和明显减少肝中脂质的合成。大蒜降肝脂的机制,一般认为是大蒜增加了粪酮醇和酸性酮醇的排泄,减少了胆固醇和脂肪酸的合成。

(4)花粉。实验研究证实,花粉可明显抑制肝中胆固醇的升高与肝细胞的脂肪变性。

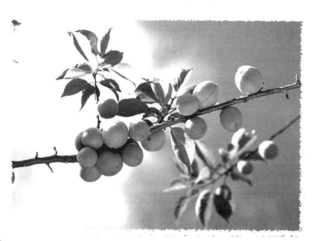

(5)何首乌。何首乌所含二苯烯成分,对脂肪肝和肝功能损害、肝中过氧化脂质含量升高,均有明显对抗作用。何首乌所含的大量卵磷脂还能阻止胆固

肝病的治疗与调养

醇在肝内的沉积。

（6）燕麦。燕麦粉可降肝三酰甘油和胆固醇的含量，平均分别下降 36.9% 和 13.0%。燕麦降低肝中脂质而对肝重无明显影响，其降脂作用可能与所含不饱和甘油酸有关。燕麦精及其冲剂对肝甘油三醒和胆固醇的含量升高均有明显抑制作用，而燕麦粉则无抑制效果。燕麦精是燕麦降脂的活性成分，其冲剂的剂量减少到全燕麦粉的一半，降脂效果仍不低于全燕麦。

（7）丹参。丹参制剂有降低肝脂，特别是降低三酰甘油的作用。其机制可能是促进了脂肪在肝中的氧化作用，从而降低了肝脂的含量。

（8）柴胡。实验证明其有抗脂肪肝和抗肝损伤的作用。与茵陈配伍用药，也有促进胆固醇排泄作用。

（9）姜黄。姜黄含有降脂活性的姜黄素，可明显抑制肝中三酰甘油和胆固醇，亦可显著增加胆汁的排泄量。

（10）枸杞子。可减轻肝细胞脂质的沉积。

（11）姜。姜有明显抑制其血清与肝中胆固醇含量水平，增加粪便中胆固醇排泄的作用。

（12）川芎、决明子、山楂等。

什么是酒精肝

由于过量饮酒，加重了肝脏的负担，使肝细胞受损而变性，最终导致肝硬化，医学上称为"酒精肝"。

过量饮酒为什么会造成酒精肝

肝脏就好比人体的化工厂,人体各种营养物质的转化合成都由肝脏来完成,各种各样的毒素亦要经过肝脏来排解。少量喝酒,经过肝脏解毒代谢后,可变成无毒的物质排出体外;如果长期大量饮酒,酒精的代谢产物乙醛对肝细胞的毒性作用就非常大了,从而引起肝脏的病变。

酒精肝是怎样一种症状

酒精肝症状通常会表现为乏力、腹胀、恶心、呕吐,并伴有发热症状。长期大量饮酒的人,如果出现呕吐、右上腹疼痛,或伴随黄疸、发热等症状,确诊发现有肝肿大时,就应怀疑是否为急性酒精性肝炎了。如果发现腹部逐渐肿大,并伴有下肢水肿、面部黄瘦时,就要注意是否患有酒精性肝硬化了。不过也有无症状者,但即使是这样,肝组织已出现慢性肝炎或肝硬化的情况了。因此,长期饮酒者有必要定期接受肝功能检查及医师的诊治。

为什么称酒精肝为"隐形杀手"

因为在多数情况下,人们并不知道自己患上了酒精性肝病,等到出现症状以后,到医院检查发现肝功能异常,如氨基转移酶升高,这已是患上酒精性肝炎了。此时若不及时治疗或继续喝酒,很容易发展成为酒精性肝纤维化和酒精性肝硬化,继而还会出现腹水、消化道大出血等,重者甚至有生命危险。由于人们通常是在不知不觉间患上酒精肝的，而且后果还相当严重，因此医学上将这种疾病称为"隐形杀手"。

常饮"好酒"就不得酒精肝了吗

经研究发现，酒精肝的形成与酒的质量并无多大关系，但却与酒精的含量多少有关。传统医学认为，每天喝酒精含量为 160 克的酒，持续喝上 5 年就可能患上肝硬化；现代医学则认为，每天喝酒精含量为 80 克的酒就很危险了。所以酒精肝患者一定要杜绝饮酒精含量高的酒，以免使已发生病变的肝脏组织继续恶化。

酒精肝会引起哪些并发症

很多酒精肝患者往往认识不到该病的危害。由于酒精肝会严重影响蛋白质和维生素的合成吸收（营养不良），而营养不良又成为肝细胞进一步损害的继发性因素，因此相互影响最终将导致肝细胞的脂肪浸润、炎症、坏死、肝硬化的发生。如果任其发展，不仅必然引发肝纤维化、肝硬化的出现，而且还可由此引发很多并发症，这些并发症往往是酒精肝导致死亡的危险因素：

（1）上消化道出血。酒精肝引起的门脉高压症，多发生上消化道出血，还可能由于急性胃糜烂、溃疡病或食管静脉曲张破裂出血（EVB），如果不能及时有效的处理和应对，会出现休克等情况而危及生命。

（2）腹水与感染。酒精肝由于电解质、渗透压、营养等因素将导致大量腹水（类似于肝硬化和肝癌患者的腹水），因此这种恶性循环容易出现电解质紊乱或者危及整个系统导致死亡。同时由于酒精肝病程中受营养和各种并发症的影响，致使免疫力低下，因此特别容易使肺部受到感染以及患细菌性自发性腹膜炎。肺炎的发生率要高于正常人群的3至4倍，且为重要致死原因之一。

（3）肝性脑病（肝昏迷）。酒精肝患者多因消化道出血、电解质与酸碱紊乱、继发感染等因素与疾病本身错综复杂的机制，极易发生肝昏迷，如果抢救不当或不及时，死亡率极高。

（4）电解质紊乱、酸碱平衡失调。由乙醇代谢产生的高乳酸血症、酮症，会导致阴离子间隙（AG）代谢性酸中毒；其次乙醇过度麻醉会抑制呼吸，从而导致呼吸性酸中毒，此外综合征过度呼吸又可导致呼吸性碱中毒；同时由于摄入少、排泄多、胃肠道与肾小管吸收不良以及乙醇所致酸碱紊乱，会出现电解质紊乱，从而发生低钾、低镁、低钙、低磷血症等情况，这也是导致死亡的重要原因。

酒精性肝炎和病毒性肝炎有什么区别

酒精性肝炎（AH）好发于嗜酒如命的人身上，其肝脏病变有急性和慢性之分，如炎症、变性等。如果每天饮入80克乙醇，或乙醇含量为6%的350克装的啤酒8瓶，或浓度为12%的葡萄酒1升，或浓度为80%的威士忌250毫升，并长年如此，就很有可能患上酒精肝。

酒精性肝炎的临床症状与病毒性肝炎的区别不大，但通常有发热现象,持续的时间也比病毒性肝炎长;白细胞升高,较严重时可高达2万～4万,这一点是酒精性肝炎与病毒性肝炎的最大区别所在;黄疸有轻有重,重症黄疸的发生率比较高;在酒精性肝炎的基础上形成的肝硬化可出现肝腹水、门静脉高压体征。

预防酒精肝须做到哪些

（1）节制饮酒。适量饮酒有益健康,关键要把握好饮酒量。酒精对肝细胞有较强的毒性,95%乙醇（酒精）会直接影响蛋白质、脂肪的代谢功能,从而降低肝脏的解毒能力,导致酒精性脂肪肝。一旦出现酒精肝无论属于哪一期在疾病的治疗过程中及疾病康复后,必须绝对禁止饮酒。

（2）合理饮食。应以多食素食,谷类为主,粗细搭配,宜清淡,忌油腻,富营养,易消化为原则,少食多餐,禁忌生冷、甜腻、辛热及生痰助湿之品。多吃新鲜蔬菜、水果,常吃奶类、豆类,清淡少盐膳食,并注意补充含维生素 C、K 及 B 族维生素和叶酸类较多的食物,如新鲜的水果、蔬菜。

（3）调节心态。对于酒精肝患者而言,要时刻保持良好的心理状态,以免因心里压力和精神因素导致病情的加重,影响整个疾病的康复和治疗效果。

（4）劳逸结合。对于健康者而言要注意锻炼身体,平衡体内的脂肪,及时进行合理的代谢。对于酒精性肝病的患者要注意休息,做到起居规律,劳逸适度。在康复过程中应根据病情的缓急轻重以及体质强弱不同,选择适当的锻炼方法。

（5）及早发现。如能早期发现和治疗,酒精中毒者可预防酒精性肝病的发生。要做到这一点，应定期到医院做肝功能以及身体各项指标的检查，尤其是对于长期饮酒和素有肝脏或者消化系统疾病的人而言，更应如此。

酒精性肝炎可采用哪些治疗方法

（1）戒酒。这是治疗酒精性肝炎的根本措施，可使酒精性脂肪肝、肝炎及部分酒精性肝硬化患者的病情得到改善。戒酒时不要立即全部戒掉，可在 1 周内逐步减量。

（2）饮食疗法。给予高蛋白质、高维生素、高热量饮食，严格限制脂肪摄入，特别要补充维生素 B_1、B_2、B_6、B_{12}、叶酸等营养素。

（3）抗纤维化药物。如干扰素 - γ、秋水仙碱、卵磷脂等，都有助于消除酒精性肝炎及纤维化。

（4）如发生酒精撤除综合征，应积极治疗。可及早应用镇静剂如地西泮片，严重幻觉可用氟哌啶醇 2.5 毫克，每 2~4 小时口服一次，或用冬眠灵 25~50 毫克，一天口服 3 次。

治疗酒精肝可参考哪些药物

酒精肝在西药并无全面治疗的有效药物，有些药物只能在某一方面起作用，如熊去氧胆酸 (UDCA) 对原发性胆汁性肝纤维化有效；干扰素 - α 和 γ 有抗肝纤维化作用；此外还有脯氨酸羟化酶抑制剂、山羁豆素、秋水仙碱等。因此一旦患了酒精肝，除必须戒酒外，最好在饮食营养方面上进行平衡，如补充高蛋白质饮食，可有助于恢复肝功能。有肝昏迷征兆者,应进食低蛋白质或无蛋白质饮食。食欲不振、恶心呕吐者,应静脉补充热量(以葡萄糖为主),如多种维生素,补充叶酸和钾盐。那些不添加任何化学物质、纯天然中药制剂的护肝保健品,有时则能起到意想不到的效果。

有防治酒精肝功效的中草药有哪些

① 汉防己;② 丹参;③ 冬虫夏草;④ 桃仁;⑤ 五味子;⑥ 垂盆草。

什么是肝硬化

肝硬化是指由一种或多种原因长期或反复损害肝脏,导致广泛的肝实质损害,肝细胞坏死,纤维组织增生,肝正常结构紊乱,质地变硬。可并发脾肿大、腹水、水肿、黄疸、食管静脉曲张、出血、肝性昏迷等。

肝硬化的病理过程是怎样的

当广泛的肝细胞变性坏死后,肝内结缔组织会再生,因此出现纤维组织弥漫性增生。同时肝内肝细胞再生,会形成再生结节,使正常肝小叶结构和血管形成遭到破坏,形成假小叶。经过一个相当长的时期(数年甚至数十年),肝脏会逐渐变形,质地变硬,临床上称这一生理病理改变为肝硬化。

肝硬化是怎样形成的

肝硬化的形成，大多数是患肝炎后转为肝硬化，少部分为酒精性肝硬化和血吸虫性肝硬化。肝硬化早期如经过积极防治，可以改变或不再发展，但若病情已进入晚期，将严重影响患者生活质量，甚至危及生命。

肝硬化分哪两期

临床上，肝硬化分为代偿期和失代偿期，两期之间常无明显界限。代偿期症状较轻，身体会出现乏力、食欲减退、消化不良、恶心、呕吐、右上腹隐痛和腹泻等症状；体征不明显、肝脏肿大，部分患者伴脾肿大，并会出现蜘蛛痣和肝掌；常规肝功能检查正常或有轻度异常。失代偿期主要表现为倦怠、乏力、食欲不佳、腹胀、两肋痛，肝功能显著减退，且出现腹水、水肿、黄疸、发热等症状。

肝硬化后会引起哪些后果

（1）上消化道出血。为本病最常见的并发症，往往会突然发生，而且出血量大。除呕血外，常伴有血便。此外易出现休克及诱发肝性脑病，且病死率较高。

（2）肝性脑病。这种情况多发生于严重肝病患者身上。这是一种以代谢紊乱为基础的中枢神经系统的综合征，主要表现为意识障碍和昏迷，是肝硬化最常见的死亡原因。多发生于重症肝炎、肝癌、严重的阻塞性黄疸及门腔静脉分流术

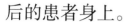

后的患者身上。

（3）感染。由于肝硬化患者抵抗力低下，肝细胞功能减退，加之肠道瘀血，因此细菌易透过肠壁进入腹腔，或进入门脉，经侧支直接进入体循环，故常并发感染。如肺炎、胆道感染、革兰阴性杆菌败血症和原发性腹膜炎等。特点是起病较急，症状表现为腹痛和腹胀，有发热、恶心、呕吐与腹泻等情况，严重者发生休克。此外，患者腹水会迅速增长，腹部有不同程度的压痛和腹膜刺激征。本并发症病情严重，需及时发现，积极治疗。

（4）功能性肾衰（肝肾综合征）。肝硬化出现大量腹水时，由于有效循环血容量不足等因素，可出现功能性肾衰，又称肝肾综合征。其特点为自发性少尿或无尿，稀释性低钠血症，低尿钠和氮质血症，患者肾脏无器质性改变。上消化道出血、休克、大量的腹水和强烈利尿，内毒素血症和钠水代谢紊乱等与本病密切相关。

（5）电解质和酸碱平衡紊乱。由于肝硬化患者在腹水出现以前已经有电解质紊乱，出现腹水和其他并发症后，电解质紊乱会更加严重。常见为低钠血症，低钾低氯血症与代谢性碱中毒，并诱发肝性脑病。

（6）引发原发性肝癌。相当多的原发性肝癌都是在肝硬化基础上发生的。当肝硬化患者在短期内出现肝脏进行性增大，持续性肝区疼痛，肝脏发现肿块，腹水转变为血性等，特别是甲胎蛋白增高，就要警惕是否是原发性肝癌了。总之，肝硬化往往因并发症而死亡。

早期诊断肝硬化须做哪些检查

肝硬化患者症状典型时确诊并不是难事，但处于隐匿性代偿期的患者没有典型的临床症状，此时确诊有一定困难。因此，诊断肝硬化需要全面检查、综合诊断。

（1）检查病史。有无病毒性肝炎、长期营养不良、血吸虫病或化学药物中毒等病史以及酗酒等不良习惯。

（2）观察症状。代偿期（早期）患者有食欲不振、腹痛、恶心、腹泻、肝脾轻度肿大、血管痣等症状；失代偿期（晚期）则出现腹水、出血、黄疸、肝掌、脾肿大、肝体积缩小等症状。

（3）肝功能检查。代偿期肝功正常或轻度异常，失代偿期肝功明显异常，血浆白蛋白降低，球蛋白升高，其比例倒置，蛋白电泳 γ 球蛋白明显增加。

（4）血象检查。脾功能亢进者白细胞和血小板减少，严重时全血细胞减少。

（5）食管钡透或内镜检查。有食管或胃底静脉曲张。

（6）B超检查。肝脏大小变化，表面和形态变化，回声改变，门静脉、脾静脉增粗，有腹水，可见液性暗区，脾体积增大。

（7）肝组织学检查。有纤维隔形成且有小结节性或混合结节性增生者可确诊。

肝硬化腹水患者为什么不可随便用利尿剂

许多肝硬化腹水患者，一旦输入白蛋白，并给利尿剂后，腹水很快就会消失，于是就错误地认为利尿剂是解决腹水的好办法。可一旦腹水复发，就服用利尿剂，结果往往适得其反,腹水不但未减,有的还会引起低血钾,诱发肝昏迷,甚至呕吐而死亡。所以说,肝硬化患者切不可随意用利尿剂。

肝硬化是不治之症吗

肝硬化是各种肝病的进一步发展。一旦肝硬化的诊断确定,就认为已进入肝病的晚期,不可能治愈了,这种悲观的情绪是非常有害的,不仅会耽误了积极治疗,而且严重影响了患者的生活质量。现在已有很多的病例证明,只要及时戒酒、用有效的抗乙肝或丙肝药物或纠正代谢(如减肥)等措施,就可以中止肝硬化的形成和发展,最终有可能逆转病变。因为肝硬化的形成是由于长期在有害的因素(如酒精、肝炎病毒、代谢异常)作用下,肝细胞坏死、变性和炎症反应,从而刺激肝脏星状细胞,分泌很多形成纤维化的物质,久而久之,肝脏就会从纤维化向肝硬化发展。如果去除了这些有害因子,那么肝脏坏死、变性和炎症就会减轻或消解,纤维化也不再发展;同时机体会分泌一些物质如胶原酶等,可逐渐地把纤维化消解。这样,肝硬化就部分或全部逆转了。总的说来,病因去除越早、越彻底,效果就越好。

另外,虽然有存效的抗病毒治疗可防止和改善肝硬化,但干扰素对丙肝代偿期肝硬化有效,却不能用于乙肝的肝硬化,否则会有严重的不良反应。

怎样控制肝硬化的发展

肝硬化的病因甚多,但最主要的病因是肝炎病毒感染和长期饮酒。

一旦患有肝硬化，治疗时应根据疾病的严重程度和患者的具体情况分别对待。对于没有出血、腹水等并发症和肝功能基本正常的患者，首先应采取健康教育的方法，使患者树立信心，配合治疗。采用低盐饮食是肝硬化治疗的一个重要部分，可有效地降低发生腹水和出血的机会。

抗病毒治疗。对病情较轻的患者可采用拉米夫定进行治疗。即使如此，也只是对部分患者有抑制病毒复制、降低病毒水平的作用，并不能清除病毒。不宜对有出血、腹水和肝功能严重损害的患者进行抗病毒治疗，因为那样有可能使病情加重和复杂化。此外，抗病毒治疗仅仅是肝硬化治疗的一个方面，并不能缓解已经存在的并发症，也不能逆转肝硬化的过程。这是因为在肝硬化形成过程中，由于肝细胞损伤和纤维化形成之间有一个相互促进的"恶性循环"，即使肝炎病毒已清除，肝硬化还可继续发展。

肝硬化会有哪些并发症

肝硬化的主要并发症有以下几类：

（1）肝性脑病。这是肝硬化最常见的死亡原因，它是以代谢紊乱为基础的中枢神经系统功能失调的综合病症，主要临床表现是意识障碍、行为失常和昏迷。

（2）上消化道大量出血。常表现为呕血和黑便。大量出血可能导致休克，并诱发腹水和肝性脑病，甚至导致死亡。

（3）感染。患肝硬化后，肝脏的功能降低，人体的免疫力也随之降低，很容易受到其他病菌（尤其是各类肝炎病毒）的感染。

（4）原发性肝癌。

（5）肝肾综合征。其特征是少尿或无尿、氮质血症、低血钠与低尿钠。

肝硬化可采用哪些治疗方法

1. 一般疗法

（1）休息。代偿期可参加较轻工作，以不感到疲劳为度。失代偿期或有并发症时，应卧床休息。

（2）保持乐观的情绪。

2. 饮食治疗

（1）补充足够的蛋白质，如豆制品、牛奶、鱼、蛋和瘦肉等，但在病情严重时，应限制蛋白质摄入。

（2）补充足够的维生素，主要是维生素 A、C、E、K 及 B 族维生素和碳水化合物，避免食用坚硬、粗糙的食物。

3. 保肝治疗

（1）肝硬化时不可盲目使用保肝药物，以免增加肝脏负担。

（2）尽量避免使用对肝脏有损害的药物。

患肝性脑病应怎样治疗

1. 一般处理

（1）去除诱因。如控制出血和感染，保持大便通畅，去除脑水肿，纠正水、电解质代谢紊乱及酸碱平衡失调。

（2）合理安排饮食。对确诊为肝性脑病的患者，在最初3天内应禁食动物蛋白质，待患者神志恢复后，再逐渐给予动物蛋白质，但每天总量不得超过1克/千克体重；待病情好转后，可增至2克/千克体重。

（3）卧床休息，减少活动，对于烦躁不安的患者可酌情使用镇静剂。

2. 维持氨基酸平衡

含有多量支链氨基酸和少量芳香氨基酸的混合液，如六合氨基酸，可促使支链氨基酸通过血脑屏障，减少芳香氨基酸进入大脑。

3. 清洁肠道，减少氨和内毒素的吸收，具体方法包括：

（1）乳果糖10～20毫升口服，每天2～3次。

（2）清洁灌肠。

（3）抑制肠道细菌生长，可口服甲硝唑、诺氟沙星等。

（4）控制肝衰竭。给予血浆、白蛋白等支持，使用促肝细胞生长素、前列腺素 E_1。

（5）使用降血氨药物。根据病况酌情使用静脉滴注精氨酸、乙酰谷酰胺、谷氨酸钾、谷氨酸钠等。

（6）治疗脑水肿。应及早使用脱水剂，可用20%的甘露醇250毫升和呋塞米交替使用，但必须注意维持水和电解质平衡。

怎样治疗肝腹水和出血

肝硬化的对症治疗最现实的是对腹水和出血的治疗。对腹水的治疗，轻症者可保持低盐饮食即可。有资料显示，如果每天盐摄入量低至 1.5～2 克，就可以在最大程度上避免腹水的发生，轻症腹水也可能消退。最好的方法则是通过治疗排出腹水。

肝硬化出血与消化性溃疡不同，往往出血量很大，甚至会危及生命，应积极治疗。采用手术方法治疗肝硬化，能有效解决出血问题。

另外，随着医学技术的发展，肝移植已在技术上趋于成熟，成为治疗肝硬化的最好方法。

治疗肝硬化平时要做到哪些

（1）积极预防。肝硬化是由不同原因引起的肝脏实质性变性而逐渐发展的一个后果，因此要重视对各种原发病的防治，积极预防和治疗慢性肝炎、血吸虫病、胃肠道感染，避免接触和应用对肝脏有毒的物质，减少致病因素。

（2）保持情绪稳定。肝脏与精神情志的关系非常密切。情绪不佳，精神抑郁，暴怒激动均可影响肝脏的功能，加速病变的发展。因此要保持意志坚强，心情开朗，精神振作，消除思想负担，这会有益于病情的改善。

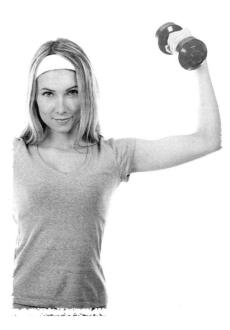

（3）做到动静结合。肝硬化代偿功能减退，并发腹水或感染时应绝对卧床休息。在代

肝病的治疗与调养

偿功能充沛、病情稳定期可做些轻松工作或适当活动,进行有益的体育锻炼,如散步、做保健操、太极拳、气功等。活动量以不感觉到疲劳为度。

（4）用药从简。盲目过多地滥用一般性药物,会加重肝脏负担,不利于肝脏恢复。对肝脏有害的药物如异烟肼、巴比妥类应慎用或忌用。

（5）戒烟忌酒。酒能助火动血,长期饮酒,尤其是烈性酒,可导致酒精性肝硬化。因此,饮酒可使肝硬化患者病情加重,并易引起出血。长期吸烟不利于肝病稳定和恢复,可加快肝硬化的进程,有促发肝癌的危险。

（6）饮食调养。平时要以低脂肪、高蛋白质、高维生素和易于消化饮食为宜。做到定时、定量、有节制。早期可多吃豆制品、水果、新鲜蔬菜,适当进食糖类、鸡蛋、鱼类、瘦肉;当肝功能显著减退并有肝昏迷先兆时,应对蛋白质摄入适当控制,提倡低盐饮食或忌盐饮食。食盐每日摄入量不超过 $1 \sim 1.5$ 克,饮水量在 2000 毫升内,严重腹水时,食盐摄入量应控制在 0.5 克以内,水摄入量在 1000 毫升以内。应忌辛辣刺激之品和坚硬生冷食物,不宜进食过热食物以防并发出血。

肝硬化是由于多种损害肝脏的因素如慢性活动性肝炎、长期酗酒等,长期损害肝脏而引起的慢性进行性肝病。以食欲不振、乏力、齿龈出血、肝掌、蜘蛛痣、黄疸、白蛋白低、脾肿大、腹壁静脉曲张、食管胃底静脉曲张、腹水等为主要表现。晚期常出现消化道出血、肝昏迷、继发感染等严重并发症。肝硬化患者亦是原发性肝癌的高危对象,应注意定期检查。

可供参考的抗肝硬化西药有哪些

（1）秋水仙碱。此药可干扰靶细胞微管分泌前胶原至细胞外，促进胶原酶生成，降解细胞内前胶原并减少炎性介质释放。但此药有一定的毒副作用，主要为胃肠道反应及骨髓抑制。

（2）IFN。可抑制成纤维细胞增生及胶原基因转录，抑制胶原产生，可促进已被病毒感染的肝细胞产生人白细胞抗原 –1，以增强免疫功能。

（3）抗乙肝胎盘肽免疫调节剂。此药有抗肝纤维化作用。

（4）核糖核酸。有减轻治疗后肝组织炎症活动及减缓纤维化进程的作用。

可供参考的抗肝硬化中成药有哪些

（1）用于肝胆湿热。① 镇坎散；② 臌症丸；③ 愈肝龙颗粒；④ 愈肝龙糖浆；⑤ 舟车丸。

（2）用于湿邪困脾。健康补脾丸。

（3）用于肝郁气滞。① 四季菜颗粒；② 复方紫参冲剂；③ 脾胃舒丸；④ 中华肝灵胶囊；⑤ 护肝胶囊；⑥ 护肝片；⑦二十五味松石丸；⑧ 七味铁屑丸；⑨ 和络舒肝片；⑩ 络舒肝胶囊。

（4）用于肝郁脾虚。① 慢肝解郁胶囊；② 强肝口服液；③ 强肝糖浆；④ 保肝合剂；⑤ 复肝宁片；⑥ 肝爽颗粒。

（5）用于肝郁血瘀。① 丹参膏；② 复方鳖甲软肝片；③ 甲鱼软坚膏；④ 圣济鳖甲。

（6）用于肝肾阴虚。① 心肝宝胶囊；② 云芝菌胶囊；③ 肾肝宁胶囊；④ 肝喜乐胶囊；⑤ 肝喜乐片；⑥ 肝复康丸。

（7）用于脾肾阳虚。① 复方木鸡颗粒；② 维肝福泰片；③ 益肝膏。

（8）用于热毒炽盛。肝得乐胶囊。

哪些中草药有抗肝硬化功效

① 丹参；② 桃仁；③ 冬虫夏草；④ 汉防己；⑤ 茯苓；⑥ 齐墩果酸；⑦ 柴胡；⑧ 田三七；⑨ 红花；⑩ 双目灵（又称蛇王藤）；⑪ 泽兰；⑫ 当归。

什么是肝癌

肝癌是原发性肝癌的简称，是肝细胞或肝内胆管上皮细胞发生的恶性肿瘤。

我国哪些地区属肝癌高发区

总体上说，我国是肝癌的高发国家之一。据统计，全世界每年新发现的 26 万例肝癌中，有 42.5％发生在中国，发病率在万分之一左右。分布的总趋势是沿海高于内地，东南和东北部高于西北、华北和西南部，沿海岛屿和江河海口又高于沿海其他地区。

肝癌的特点是什么

肝癌可分原发性和继发性，其特点是起病隐匿、潜伏期长、高度恶性、进展快、侵袭性强、易转移、预后差等。由于其发病率有逐年上升趋势，因此早发现、早诊断、早治疗是减轻肝癌患者痛苦的最佳手段。

什么年龄段为肝癌高发人群

易患肝癌的人群为乙肝及丙肝病毒感染者中 35 岁或者 40 岁以上的人群。在此类人中，可将在肝癌高发区的 35 岁以上的人群作为肝癌的高危人群；而在非肝癌高发区，则可将 40 岁以上的人群作为高危人群。肝癌多见于男性中，患者中男女之比为 3 ∶ 1 ~ 4 ∶ 1。

肝癌为什么病死率高

肝癌的恶性度很高，有"癌中之王"的称号。由于它是发生在体积巨大、代偿功能极强的肝脏，过去用的一般性检查方法难以早期发现。一旦发现也常常是中、晚期的肝癌，失去治疗的良机，所以肝癌患者的存活期很短。肝癌的好发部位为右叶肝脏。

肝癌是怎样形成的

肝癌是生长在肝脏上的恶性肿瘤，分为原发性肝癌和继发性肝癌两种,我们通常所说的肝癌就是指原发性肝癌。

原发性肝癌系原发于肝脏的肝细胞或肝内胆管上皮细胞的恶性肿瘤,包括肝细胞癌、胆管上皮癌和混合性肝癌。其起病隐匿,早期常无明显症状及体征,多是经 AFP(甲胎蛋白)普查时检出。中晚期肝癌临床表现为肝部有肿块、肝区疼痛、腹胀、消瘦、乏力、黄疸及不明原因的发热等。原发性肝癌是严重危害人类健康的恶性肿瘤之一。

继发性肝癌是由其他组织器官的恶性肿瘤侵犯、转移至肝脏所形成的肝部肿瘤,临床主要表现为原发型肝癌症状。由于肝脏有着独特的血供系统和特殊的组织结构,全身的肿瘤除脑的原发瘤外,绝大部分都可以转移至肝脏,如胃癌、胰腺癌、直肠癌、结肠癌、肺癌以及乳腺癌、胆囊癌和黑素瘤等。

肝癌具有起病隐匿、潜伏期长、高度恶性、进展快、侵袭性强、易转移等特点,且其发病率有逐年上升的趋势。因此,早发现、早诊断、早治疗是减轻肝癌患者痛苦的一大方法。目前可通过掌纹诊断及早发现肝癌。

哪些习惯易导致肝癌

(1)滥用输血器具或血液制品,或接受了未经严格消毒的医疗操作,都可能引起乙肝、丙肝病毒的感染,而肝癌与乙肝或者丙肝病毒感染关系密切。

(2)过多摄入黄曲霉素,花生、玉米、瓜子都易受到这种物质的污染。

(3)污水中的藻类毒素有致癌作用,因此,常年饮用这种受到污染的水,很容易发生癌变。

（4）长期酗酒。

常吃哪些食物会增加致癌的风险

流行病学调查发现，肝癌多发于温暖、潮湿、容易滋生黄曲霉菌的地区，尤其是食用玉米、花生多的地区。动物实验证明，被黄曲霉素污染产生的霉玉米和霉花生能引起肝癌，这是由于黄曲霉素的代谢产物黄曲霉毒素 B1(AFB1) 有强烈的致癌作用。用 ELISA 方法检测 AFB1 和 AFM1 提示，AFB1、AFM1 与肝癌病死率相关。而 AFB1 的主要来源是玉米和花生油。食谱调查显示，肝癌病死率与进食玉米、花生及花生油相关，而与大米、水果、蔬菜、蛋白质及纤维素无关。由于黄曲霉毒素 (AFT) 具有致突变、致畸、致癌作用，早在 1990 年国际癌症中心就将 AFT 正式定为致癌剂。

肝癌的典型症状是什么

肝癌的典型症状为：首发症状以肝区疼痛最为常见，其次是上腹部出现包块。纳差、乏力、消瘦、原因不明发热、腹泻、腹痛、右肩酸痛等。

患肝癌肝区是怎样一种疼痛

绝大多数中晚期肝癌患者以肝区疼痛为首发症状，发生率超过 50%。肝区疼痛一般位于右肋部或剑突下，疼痛性质为间歇性或持续性隐痛、钝痛或刺痛。疼痛前一段时间内，患者可感到右上腹不适。疼痛可时轻时重或短期自行缓解。疼痛产生的原因主要是肿瘤迅速增大，压迫肝包膜，产生牵拉痛，也可因肿瘤的坏死物刺激肝包膜所致。

少数患者自发地或于肝穿刺后突然出现肝区剧烈疼痛，多是由于位于肝脏表面的癌结节破裂出血所致。若同时伴有血压下降、休克的表现，腹腔穿刺有血性液体，则说明癌结节破裂出血严重，遇此情况需紧急抢救。若无上述伴发症状，疼痛较为局限，则表明出血位于肝包膜下。疼痛可因肿瘤生长的部位不同而有所变化，位于左叶的肿瘤，常引起中上腹疼痛；位于右叶的肿瘤，疼痛通常在右季肋部；肿瘤累及横膈时，疼痛可放射至右肩或右背部，易被误认为肩关节炎；肿瘤位于右叶后段时，有时可引起腰痛；肿瘤位于肝实质深部者，一般很少感到疼痛。

患肝癌消化道会出现什么症状

食欲下降、饭后上腹饱胀、恶心等是肝癌常见的消化道症状，其中以食欲减退和腹胀最为常见。腹泻也是肝癌较为常见的消化道症状，发生率较高，易被误认为慢性肠炎。门静脉或肝静脉癌栓所致的门静脉高压及肠功能紊乱可致腹胀、大便次数增多，腹胀亦可因腹水所致。胃肠道功能紊乱还可导致消化不良、嗳气、恶心等症状。

肝癌患者发热有什么特点

相当一部分的肝癌患者会出现出汗、发热现象。多数发热为中低度发热，少数患者可为高热在 39℃ 以上，一般不伴有寒战。肝癌的发热多为癌性热，这是因为肿瘤组织坏死后释放致热原进人血液循环所致。肿瘤患者由于抵抗力低下，很容易合并感染，亦可出现发热，与肝癌的癌性发热有时不易区别，需结合血象并观察抗菌治疗是否有效才能判定。

肝癌患者的消瘦乏力有何表现

肝癌患者常较其他肿瘤患者更感乏力，此与慢性肝炎患者相似。乏力的原因不明，可能由于消化功能紊乱、营养吸收障碍导致能量不足，或肝细胞受损，肝功能下降，使得代谢障碍、某些毒素不能及时灭活，或由于肝癌组织坏死释放有毒物质。消瘦也是肝癌患者的常见症状，系由于肝功能受损，消化吸收功能下降所致。随着病情的发展，消瘦程度可加重，严重时出现恶病质。

肝癌患者为什么会出现下肢水肿

肝癌伴腹水的患者，常有下肢水肿，轻者发生在踝部，严重者可蔓延至整个下肢。临床上曾见到有的患者下肢高度水肿，水液能从大腿皮肤渗出。造成下肢水肿的主要原因是腹水压迫下肢静脉或癌栓阻塞，使静脉回流受阻。轻度水肿亦可因血浆白蛋白过低所致。

肝癌患者为什么有出血倾向

肝癌患者常有牙龈出血、皮下瘀斑等出血倾向，主要是由于肝功能受损、凝血功能异常所致，它在肝癌合并肝硬化的患者中尤为多见。消化道出血较为常见，主要是由于门静脉高压导致食管胃底静脉曲张所致。事实上，消化道出血也是导致肝癌患者死亡的最主要原因。

肝癌是否会传染

在肿瘤医院，有不同类型的癌症患者也包括肝癌患者，他们长时间住在一起，并没有发现互相传染的病例。肿瘤医院的医生、护士，长期与癌症患者接触，他们的癌症发病率并不高于一般人。另外，肿瘤外科的医生在给肝癌患者做手术时被缝针刺破手指的事也多有发生，但从未见有因此患癌的报道。由此可见，肝癌是不会传染的，但由于肝癌的发生常与乙肝及丙肝这些传染性疾病有密切关联，所以加强对各类肝炎的防治，无疑会对遏制肝癌的发生起到重要作用。

我国目前治疗肝癌的手段有哪些

目前，我国应用于临床治疗肝癌的疗法主要有肝动脉栓塞、酒精注射、射频、微波、激光、冷冻等，以局部疗法为主，同时实施免疫治疗、导向治疗、基因治疗、中药治疗。具体治疗手段包括：

（1）经皮股动脉穿刺肝动脉栓塞术。对于无法进行手

肝病的治疗与调养

术的肝癌患者来说,经皮股动脉穿刺肝动脉栓塞术是首选疗法。其原理是基于正常肝组织供血有 25% 来自肝动脉,75% 来自门静脉,而肝癌结节供血几乎全部来自肝动脉。若将提供肿瘤营养的肝动脉进行插管栓塞,不仅可阻断癌组织供血,限制肿瘤生长,还可使癌组织坏死和缩小,同时不会造成肝功能衰竭。

(2)无水酒精注入疗法。此法是在 B 超或 CT 导引下,将穿刺针刺入瘤体内,注入无水酒精,以治疗肿瘤。主要作用机理是利用无水酒精对肿瘤组织进行迅速脱水固定,使肿瘤组织缺血坏死。该方法操作简便、痛苦小、并发症少、费用低廉。注入无水酒精可以使肿瘤明显缩小。据报道,100% 的肿瘤均缩小,90% 的肿瘤缩小大于 30%,60% 的肿瘤缩小大于 50%。

(3)放射性粒子组织间永久性植入术。这是治疗肝癌的一项新方法,在医学界,有人把它形象地称为"粒子刀"。它是通过手术或微创方式将多个封装好的、具有一定规格和活度的放射性同位素,经施源器或施源导管直接施放到肝癌组织内部,并根据肿瘤的大小和形状,将放射源按一定规律排列,对肿瘤组织进行近距离、高剂量照射,以达到治疗肝癌的目的。

(4)射频毁损。这是一项治疗肝癌的新技术,具有安全性高、并发症少、易耐受等特点。射频毁损是发挥热效应、利用肿瘤不耐热的特点达到毁损肿瘤的目的。射频电极针尖端可伸缩 10 根鱼钩状弯曲的小电极,通常称为"多弹头",可在组织内呈伞形张开,产生均匀一致的球形凝固性坏死区。

治疗肝癌常用办法有哪些

肝癌的主要治疗方法有：手术、中医药、肝动脉栓塞术、肝动脉插管化疗、全身化疗、放疗及免疫治疗等。如患者病情尚处早期，肝功能代偿较好，可手术切除，肝肿瘤越小，切除效果越好，但术后很容易随血液转移。大多数肝癌在发现时就属中晚期，此时肝功能失去代偿，不能耐受化学药物的毒性反应，失去了手术根治的机会。因此，中晚期肝癌的治疗应以能有效杀伤癌细胞、对肝脏无毒副作用的保肝护肝药物为主，并要注意科学的饮食调养。

中医治疗肝癌有哪些独特优势

我国的中医药理论基础雄厚、用药广泛，只要辨证合理用药，的确能产生良好的疗效。中医治疗癌症的优势主要表现在以下几个方面：

（1）最大限度地保护肝功能。肝脏是人体最大的消化腺，参与机体的各种消化代谢、吸收利用活动。一旦肝功能异常，就会出现糖类代谢、蛋白质代谢、脂肪代谢等一系

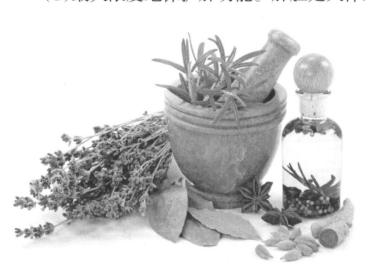

列紊乱。大部分肝癌患者均死于肝功能衰竭或因肝功能异常导致门脉高压引起的消化道大出血。中药治疗是在辨证的基础上最大限度地保护肝脏、恢复肝脏功能，着眼于症状的改善。症状好转，瘤体自然稳定或缩小。

（2）最大程度减少并发症。对于大部分肝癌患者而言，脾功能亢进是最严重的并发症，它可引起造血机制异常、凝血功能障碍，加上门脉高压致使胃底静脉高度曲张，极易引起消化道大出血。肝功异常还会导致蛋白合成不足，出现低蛋白，引起大量腹水。肿瘤压迫还会出现胆汁排泄障碍，引起黄疸等症状。利用中药健脾理气、软坚散结等特点进行治疗，可帮助肝功能恢复正常，促进患者食欲，消除腹水，祛除黄疸，控制瘤体的继续生长。

（3）尽可能地提高患者的生命质量和生活质量。癌症目前仍为世界顽症，但是针对肝癌发病部位供血丰富、双套供血、转移快、生长迅速的特点，中医从外围症状着眼，消除了患者诸多由原发灶引起的症状。通过中医治疗的患者一般无疼痛症状，腹水消失，肝功能恢复正常，黄疸消退，可达到"带瘤生存"的目的。原本可生存3～6个月的患者生命能延至1～3年，甚至更长，而且患者能基本自理，可适当参加一些体育活动。

对肝癌晚期的治疗要遵循哪些原则

肝癌伴腹水、黄疸、癌细胞转移等情况时，称为晚期肝癌。有不同症状的患者应遵循不同的原则进行治疗：

（1）对于肝癌伴腹水者，可先用中药或西药利尿剂治疗，腹水消退后,根据肝内肿瘤情况,可接受常规疗法的治疗。如为血性腹水,则不易消退;门静脉或肝静脉有癌栓者,用中西药利尿剂不易见效;如肝癌结节破裂出血,应进行止血处理,同时采用腹部加压包扎。

（2）肝癌伴黄疸者,如系肝门区肿块压迫所致阻塞性黄疸,可采用局部放射治疗、局部瘤内注射、介入治疗、内支架或外引流等方法消除阻塞;如系非黄疸,可用中医药治疗和保肝治疗的方法。

（3）对于癌细胞向肺部转移者,如肝癌原发病灶已控制,只有单个肺转移灶,可考虑切除或局部放射治疗;如系多个转移灶或弥漫两肺者,可考虑全肺野放射治疗、化学治疗、生物治疗等方法;如肝癌原发灶未治疗或治疗未见控制,转移灶为单个或较为局限,亦可考虑放射治疗;如全肺弥漫转移者,则可采用生物治疗、化学治疗、中医药治疗。晚期肝癌骨转移,如转移灶为单个或多个,可采用放射治疗;如骨转移广泛,可用化疗药物、生物治疗或放射性核素治疗。

（4）对门静脉、肝静脉、下腔静脉有癌栓者,可试用肝动脉灌注化疗,一般不采用肝动脉栓塞,可用生物治疗或中医药治疗。

肝癌患者应怎样吃

（1）保持饮食平衡。由于肝癌患者消耗较大,因此必须保证有足够的营养。衡量患者的营养状况的好坏,最简单的方法就是能否维持体重。而要使体重能维持正常的水平,最好的办法就是要保持平衡膳食,患者还应多食新鲜蔬菜,而且一半应是绿叶蔬菜。

（2）脂肪与蛋白质。高脂肪饮食会影响和加重病情，而低脂肪饮食可以减轻肝癌患者恶心、呕吐、腹胀等症状。肝癌患者食欲差，进食量少，如果没有足够量的平衡膳食，必须提高膳食的热量和进食易于消化吸收的脂肪、甜食，如蜂蜜、蜂王浆、蔗糖以及植物油、奶油等。肝癌患者应多吃富含蛋白质的食物，尤其是优质蛋白质，如瘦肉、蛋类等，以防止白蛋白减少。

（3）摄取维生素。维生素 A、C、E、K 等都有一定的辅助抗肿瘤作用。维生素 C 主要存在于新鲜蔬菜、水果中。胡萝卜素进入人体后可转化为维生素 A，所以肝癌患者者应多吃动物肝脏、胡萝卜、菜花等。同时还应多吃些新鲜蔬菜和水果，如萝卜、南瓜、竹笋等。

（4）补充矿物质。营养学家把矿物质分为两类：常量元素，如钙、钠、钾等；微量元素，如硒、锌、碘等。科学家发现，硒、铁等矿物质具有明显抗癌作用。肝癌患者应多吃有抗癌作用的含微量元素的食物，如大蒜、香菇、芦笋和动物的肝、肾以及人参、枸杞子、山药等。

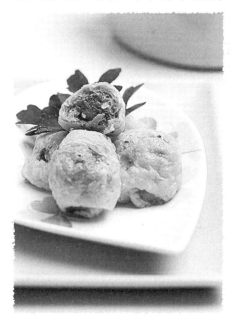

（5）多吃易消化食物。肝癌患者都有食欲减退、恶心、腹胀等消化不良的症状，故应进食易消化食物，如酸梅汤、鲜橘汁、果汁等，以助消化而止痛。进食切勿过凉、过热、过饱。

肝癌患者常见恶心、呕吐、食欲不振，宜食开胃降逆的清淡食物，如杏仁露、藕粉、玉米糊等易于消化的食物，忌食重油肥腻。

（6）多吃益气养血食物。肝癌的治疗，手术后患者多因伤及气血而产生全身乏力、四肢酸软、纳差自汗，所以饮食应以益气养血为主。可食用鲫鱼汤、乌鸡汤、人参茶等，忌食坚硬生冷食物。

（7）人参泡水饮。肝癌晚期患者由于多处于全身衰竭状态，进食困难，所以应以扶正为主，除增加营养外，可常用西洋参或白人参泡水饮以增强其各脏器功能。

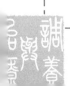

各种肝病的治疗诊断

怎样通过皮肤和血管的变化进行肝病自我诊断

随着肝脏的病理性改变，常会出现一些皮肤和血管方面的变化，患者可通过观察皮肤和血管症状掌握自身的病情，对症医治。主要的皮肤和血管改变包括以下几种：

（1）皮肤橙黄色。常见于重度肝炎。

（2）皮肤黄绿色或褐绿色。常为肝内胆汁瘀积，肝内或肝外胆道梗阻所致。

（3）皮肤黄染并进行性加深。多为胰头癌、胆道系统癌肿或原发性肝癌。

（4）皮肤色素加深，面色发黑，尤以眼眶周围明显。这是由肝脏病变引起的黑素代谢障碍所致。

（5）腹壁静脉曲张。正常人一般看不到腹壁静脉，或者只隐约可见。但当肝脏发生疾患时，由于腹部静脉回流阻力增大，会发生瘀血而导致静脉曲张，可见以脐为中心向四周放射状延伸的静脉，严重时可伴有腹壁水肿，出现皮肤紧绷。

（6）蜘蛛痣。由皮肤小动脉末端分支扩张所形成的血管痣，常见于颜面、颈部、前胸、手背和肩部等处。其特征是，有一中心点,周围有辐射状扩张的毛细血管,呈鲜红色,大小不一,形似蜘蛛,故称蜘蛛痣,中医称为蟹爪。当用细棒一端压迫痣中心时,全痣消失,放开后又会出现,可凭这一点与其他血管痣相区别。据统计,男性体表有蜘蛛痣者,85%的人可有不同程度的肝脏组织病变,其中约30%为肝硬化。

(7)手掌出现红斑。特别是掌心两侧边缘的大、小鱼际肌及指末端最明显,其特点是加压时退色,减压时又出现。这多是急、慢性肝炎及肝硬化的特异性表现。

肝病患者为什么还要做胃镜检查

肝病患者适宜进行胃镜检查,主要有以下几方面原因:

(1)肝硬化患者后期多伴有门静脉高压,长期门静脉高压会使侧支循环开放、血管扩张,最为突出的是食管和胃底静脉曲张,其中约有1/3的患者会发生破裂出血。定期胃镜检查可根据曲张静脉的大小、有无红色特征等,及时发现高危静脉破裂出血的症状,以指导患者进行治疗。

(2)肝硬化门静脉高压患者并发胃炎的几率很高,发展为重型胃炎的危险性很大。患者在摄入油煎或油炸的食物后可能发生大出血,因此必须提早发现、提早控制,而胃镜检查是诊断门静脉高压性胃炎并进行分型的最可靠的方法。

(3)肝硬化患者易发生球部溃疡、幽门窦区溃疡、复合性溃疡、胆汁反流等,胃镜比X线检查诊断正确率高,并可给临床医生提供合理施用抗溃疡药和胃黏膜保护剂的指征。

(4)慢性肝病患者由于肝脏的门静脉系统瘀血,胃黏膜也经常瘀血、缺氧,加上肝功能障碍,体内毒性物质不能完全被肝脏清除；同时，机体内分泌激素紊乱也可导致胃溃疡等损害。临床上，慢性肝炎患者经常有心口不适、嗳气反酸、刷牙时恶心呕吐等症状，胃镜检查有助于此类症状的病因诊断。

（5）急性肝炎发作期，胃十二指肠黏膜损伤发生率也很高，是引起患者恶心呕吐、食欲不振等临床症状的重要原因，必要时可进行胃镜检查。

肝病患者做胃镜检查必须注意哪些问题

胃镜检查的禁忌情况包括患有严重心肺疾病、降主动脉瘤、咽部炎症、食管狭窄、坏死性食管炎、急性蜂窝织炎等；出现肝昏迷等严重并发症也属禁忌；如患者精神紧张，有抗拒心理和不合作行为，也不宜做胃镜检查。

胃镜检查一般是安全的。在检查时和检查后，可能会出现咽部不适或轻度疼痛，一般患者都能耐受。偶尔可出现食管穿孔、胃穿孔、出血等一些少见的并发症，可对症进行外科处理。

肝病患者做肝穿刺检查有什么用

肝穿刺既是一种检查方法，也是一种治疗手段。当临床遇到一些难以诊断的肝脏疾患时，应考虑做肝穿刺检查。如疑为肝炎而难以确诊者，或有必要进行病理检查协助分型者；长期低热并经全面检查已排除患其他疾病的可能性，疑为肝病所致者；肝肿大或脾肿大原因不明者，或必须与肝结核、脂肪肝等病症相区别者；病毒性与药物性所致肝损害原因不明者。另外,肝脓肿患者可通过肝穿刺抽出脓液,同时还可通过肝穿刺针注入药物治疗,从而使患者免受手术之苦。

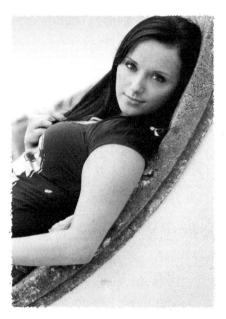

部分患者肝穿刺后会有短暂的肝区疼痛或肝穿刺部位疼痛,但一般反应轻微,24 小时内可自行缓解。如果患者有出血倾向或其他禁忌证时,则应慎做肝穿刺检查。

另外需要注意的是,肝穿刺的确诊率只有 70% ~ 85%,这是因为肝穿刺所抽取的肝组织很少,而大多数肝病组织病变很少呈均一性,肝脏各个部位的损害也有所不同。因此,一定要根据自身病情判断是否有必要进行肝穿刺检查。

做肝穿刺检查应注意哪些事项

肝穿刺活检虽是进一步明确诊断的好方法,但穿刺前应考虑如下事项:

(1)肝穿刺前医生应对患者进行详细的问诊与身体检查,全面了解患者的情况。除进行常规的肝功能检查外,还应进行血常规、血型、血小板计数、出凝血时间、凝血酶原活动度等检查。

(2)肝硬化患者肝脏明显缩小且质地坚硬,穿刺针刺入深度不够或组织断裂的情况时有发生,失败概率高,这类患者应慎重决定是否进行穿刺；中量以上腹水者肝脏易浮动，当使用负压穿刺针时，容易发生无法形成负压而导致穿刺失败的状况；重型肝炎、凝血机制差且有肝功能衰竭者，更应谨慎；对疑为肝癌者，一般不进行肝穿刺，这是因为肝活检阳性率不高又易出血，而且肝癌细胞可能沿穿刺针道扩散，使病情加重。

（3）注意适应证及禁忌证。目前，医学界对肝穿刺检查的禁忌证及适应证的界定并不统一。一部分学者认为，只有凝血酶原时间在 25 秒以下者，或其活动度在 40% 以上者为安全；也有部分学者认为，只有在皮肤出现明显瘀斑、注射针眼出血时才是禁忌；肝外阻塞性黄疸不宜进行肝穿刺检查，以防发生胆汁性腹膜炎；有全身感染者，尤其是并发肺炎、胸膜炎的患者，也属禁忌范围。另外，肝包虫病、肝血管瘤患者也不能进行肝穿刺。

肝炎患者为什么要检查血清丙氨酸氨基转移酶

　　肝炎患者检查血清丙氨酸氨基转移酶有着重要的意义。由于整个肝脏内氨基转移酶含量约为血液中含量的 100 倍，如果释放的酶全部保持活性，只要 1% 的肝细胞坏死，便足以使血清中的酶活性增加 1 倍；又由于肝细胞内氨基转移酶浓度比血清内高 1000 ~ 5000 倍，肝细胞内氨基转移酶也可由于此种浓度差而渗透到血液中。因此，血清氨基转移酶活性是肝细胞损伤的敏感指标。血清丙氨酸氨基转移酶的正常值（赖氏法）为男性 < 40 单位／升，女性 < 35 单位／升。

肝炎患者为什么要检查血清天冬氨酸氨基转移酶

天冬氨酸氨基转移酶在心肌细胞中含量最高,但当肝脏受到损害时,其血清浓度也可升高。天冬氨酸氨基转移酶的正常值为 0~40 单位 / 升,当天冬氨酸氨基转移酶明显升高,天冬氨酸氨基转移酶与丙氨酸氨基转移酶的比值大于 1 时,就说明肝脏有广泛的实质性损害,预后不良。

肝炎患者为什么要定量测定血清胆红素

正常人血清总胆红素定量测定结果低于 17mmol/L,包括直接和间接胆红素,其中直接胆红素在血清总胆红素中的比例应小于 35%。当血清胆红素超过 34mmol/L 时,可出现巩膜和皮肤感染。血清胆红素定量测定能确定有无黄疸、黄疸的程度及黄疸的类型,对于黄疸的诊断与辨别有重要的参考价值。

血清总胆红素小于 85.5mmol/L 时为轻度黄疸,总胆红素处于 85.5~171mmol/L 范围内为中度黄疸,总胆红素大于 172mmol/L 为重度黄疸。

溶血性黄疸未结合胆红素占 80% 以上,肝细胞性黄疸结合胆红素占 40%~60%,阻塞性黄疸结合胆红素占 60% 以上。

连续动态观察总胆红素的变化有利于黄疸的诊断:总胆红素长期持续升高,多为阻塞性黄疸;如结合胆红素小于 40% 的指标,则可排除阻塞性黄疸的可能性;如总胆红素迅速升高,2~3 天即达 171~256.5mmol/L,则多为肝细胞性黄疸。

做肝功能检查为何要空腹抽血

肝功能检查要求空腹抽血，这是因为正常人血液内含有一定量大分子的 β 球蛋白和 γ 球蛋白，可与某些化学试剂结合而沉淀，而小分子的白蛋白和 α_1 球蛋白则可防止沉淀的产生。因此，正常人血清中加入规定的化学试剂后，由于白蛋白的抑制作用，不发生沉淀或有轻微沉淀。肝炎患者由于血清中白蛋白减少，β 球蛋白和 γ 球蛋白增多，其

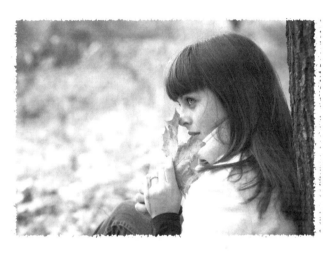

血清中加入化学试剂以后，发生明显的沉淀。进食后血清中成分发生了改变，加入化学试剂后，即使正常人的血清也会发生程度不同的沉淀，特别是食入高蛋白或高脂肪食物，则沉淀更为明显，容易使医生把正常人误诊为肝炎患者。所以，为了使检查结果更准确，必须要求化验肝功能者空腹抽血。

肝病患者为什么不宜带妆就诊

肝病患者就诊时不宜化妆，这是因为化妆会给医生的诊治带来一定的困难，容易造成误诊。比如慢性肝炎、肝硬化患者可出现肝病面容，表现为眼眶周围及颧部皮肤暗淡无光，并出现毛细血管扩张。这是慢性肝炎肝硬化的一个重要体

征,但是化妆以后,这种体征就会被掩盖。再如,部分肝炎患者会出现黄疸,黄疸的深浅与肝炎病情密切相关,此时化妆无疑会掩盖病情。从另一方面来说,化妆会引起皮肤过敏反应甚至继发感染,非常不利于病情好转。因此,患者就诊时一定不要化妆,平时也要尽量少化妆。

怎样全面理解肝功能化验单

目前,肝功能在临床上开展的试验种类繁多,但是每一种肝功能试验只能探查肝脏的某一方面的某一种功能,到现在为止,仍然没有一种试验能反映肝脏的全部功能。因此,为了获得比较客观的肝功能检测结果,应当选择多种肝功能试验组合,必要时要多次复查。同时在对肝功能试验的结果进行评价时,必须结合临床症状全面考虑肝功能,避免片面性及主观性。

在此介绍一些常用检测项目的中文名称、英文代码及主要临床意义,希望能帮助患者全面理解肝功能化验单。

(1)反映肝细胞损伤的项目。以血清酶检测法最常用,包括丙氨酸氨基转移酶(ALT)、天冬氨酸氨基转移酶(AST)、碱性磷酸酶(ALP)、γ-谷氨酰转肽酶(γ-GT 或 GGT)等。在各种酶试验中,ALT 和 AST 能敏感地反映肝细胞损伤与否及损伤程度。各种急性病毒性肝炎、药物或酒精引起急性肝细胞损伤时,血清 ALT 最敏感,在临床症状如黄疸出现之前 ALT 就急剧升高,同时 AST 也升高,但是 AST 升高程度不如 ALT。而在慢性肝炎和肝硬化时,AST 升高程度超过 ALT,因此 AST 主要反映的是肝脏损伤程度。

在重型肝炎时，由于大量肝细胞坏死，血中 ALT 逐渐下降，而此时胆红素却进行性升高，即出现"胆酶分离"现象，这常常是肝坏死的前兆。在急性肝炎恢复期，如果出现 ALT 正常而 γ-GT 持续升高，常常提示肝炎慢性化。患慢性肝炎时如果 γ-GT 持续超过正常参考值，提示慢性肝炎处于活动期。

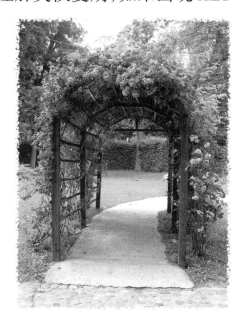

（2）反映肝脏分泌和排泄功能的项目。包括总胆红素（TBil）、直接胆红素（DBil）、总胆汁酸（TBA）等的测定。当患有病毒性肝炎、药物或酒精引起的中毒性肝炎、溶血性黄疸、恶性贫血、阵发性血红蛋白尿症及新生儿黄疸、内出血等时，都可以出现总胆红素升高。直接胆红素是指经过肝脏处理后，总胆红素中与葡萄糖醛酸基结合的部分。直接胆红素升高说明肝细胞处理胆红素后的排出发生障碍，即发生胆道梗阻。如果同时测定 TBil 和 DBil，可以鉴别诊断溶血性、肝细胞性和梗阻性黄疸。① 溶血性黄疸：一般 TBil $< 85 \mu mol/L$，DBil/TBil $< 20\%$；② 肝细胞性黄疸：一般 TBil $< 200 \mu mol/L$，DBil/TBil $> 35\%$；③ 阻塞性黄疸：一般 TBil $> 340 \mu mol/L$，DBil/TBil $> 60\%$。

另外 γ-GT、ALP、5'-核苷酸（5'-NT）也是很敏感的反映胆汁瘀积的酶类，它们的升高主要提示可能出现了胆道阻塞方面的疾病。

肝病的治疗与调养

（3）反映肝脏合成贮备功能的项目。包括前白蛋白（PA）、白蛋白（Alb）、胆碱酯酶（CHE）和凝血酶原时间（PT）等。它们是通过检测肝脏合成功能来反映其贮备能力的常规试验。前白蛋白、白蛋白下降提示肝脏合成蛋白质的能力减弱。当患各种肝病时，病情越重，血清胆碱酯酶活性越低。如果胆碱酯酶活性持续降低且无回升迹象，多提示预后不良。患有肝胆疾病时，ALT 和 GGT 均升高，如果同时 CHE 降低者，则为肝脏疾患，而正常者多为胆道疾病。另外 CHE 增高可见于甲亢、糖尿病、肾病综合征及脂肪肝。凝血酶原时间（PT）延长揭示肝脏合成各种凝血因子的能力降低。

（4）反映肝脏纤维化和肝硬化的项目。包括白蛋白（Alb）、总胆红素（TBil）、单胺氧化酶（MAO）、血清蛋白电泳等。当患者患有肝脏纤维化或肝硬化时，会出现血清白蛋白和总胆红素降低，同时伴有单胺氧化酶升高。血清蛋白电泳中 γ 球蛋白增高的程度可评价慢性肝病的演变和预后，提示枯否细胞功能减退，不能清除血循环中内源性或肠源性抗原物质。

此外，最近几年在临床上应用较多的是透明质酸（HA）、层黏蛋白（LN）、Ⅲ型前胶原肽和Ⅳ型胶原。测定它们的血清含量，可反映肝脏内皮细胞、贮脂细胞和成纤维细胞的变化。如果它们的血清水平升高，常常提示患者可能存在肝纤维化和肝硬化。

（5）反映肝脏肿瘤的血清标志物。目前可以用于诊断原发性肝癌的生化检验指标只有甲胎蛋白（AFP）。甲胎蛋白最初用于肝癌的早期诊断，它在肝癌患者出现症状之前 8 个月就已经升高，此时大多数肝癌患者仍无明显症状，这些患者经过手术治疗后，预后得到明显改善。现在甲胎蛋白还广泛地用于肝癌手术疗效的监测、术后的随访以及高危人群的随访。不过正常怀孕的妇女、少数肝炎和肝硬化患者、生殖腺恶性肿瘤患者的甲胎蛋白也会升高,但升高的幅度不如原发性肝癌那样高。另外,有些肝癌患者甲胎蛋白值可正常,故应同时进行影像学检查,如 B 超、CT、磁共振(MRI)和肝血管造影等,以此增加诊断的可靠性。

值得提出的是,α-L-岩藻糖苷酶(AFU),血清 AFU 测定对原发性肝癌诊断的阳性率为 64% ~ 84%,特异性在 90% 左右。AFU 以其对检出小肝癌的高敏感性,对预报肝硬化并发肝癌的高特异性,和与 AFP 测定的良好互补性,而越来越被公认为是肝癌诊断、随访和肝硬化监护的不可或缺的手段。另外,血清 AFU 活性测定在某些转移性肝癌、肺癌、乳腺癌、卵巢癌或子宫癌之间有一些重叠,甚至在某些非肿瘤性疾患如肝硬化、慢性肝炎和消化道出血等也有轻度升高,因此要注意鉴别。

另外在患有肝脏肿瘤时,γ-GT、ALP、亮氨酸氨基转肽酶(LAP)、5'-NT 等也常常出现升高。

肝功能是多方面的,同时也是非常复杂的。由于肝脏代偿能力很强,加上目前尚无特异性强、敏感度高、包括范围广的肝功能检测方法,因而即使肝功能正常也不能排除肝脏病变的可能性。特别是在肝脏损害早期,许多患者肝功能检测结果正常,只有当肝脏损害达到一定的程度时,肝功能检测的结果才会出现异常。同时肝功能试验结果还会受实验技术、实验条件、试剂质量以及操作人员等多种因素影响,因此肝功能检验结果应当由临床医生结合临床症状等因素进行综合分析,然后再确定是否存在肝病,以及是否需要进行治疗和监测。

甲肝患者应做哪些辅助检查

（1）血液常规检查。白细胞总数正常或偏低，淋巴细胞总数相对增高，偶见异型淋巴细胞，一般不超过10%。

（2）尿常规检查。黄疸前期后一阶段尿胆原及尿胆红素开始呈阳性反应；黄疸期尿胆红素呈阳性，而尿胆原减少。

（3）肝功能检查。包括以下五项：

① 血清酶测定：黄疸前期，早期血清丙氨酸氨基转移酶(ALT) 开始升高，血清胆红素于黄疸前期末升高。血清 ALT 高峰在血清胆红素达到高峰之前，一般在黄疸消退后一至数周恢复正常。测定 ALT 有助于早期肝炎的诊断。ALT 升高并无特异性，单项 ALT 较正常值升高 2 倍以上，排除其他原因，结合临床表现及免疫学动态观察才有诊断价值。急性无黄疸型与亚临床型多以单项 ALT 升高为特点。一般血清中 ALT 含量的高低与肝细胞坏死程度有关。重型肝炎时黄疸迅速加深，血清碱性磷酸酶 (ALP) 反而下降，呈现胆酶分离现象，提示大量肝细胞坏死。瘀胆型肝炎时 ALP 升高，但不如肝外梗阻性黄疸显著。肝损害严重时血清胆碱酯酶活性显著降低。

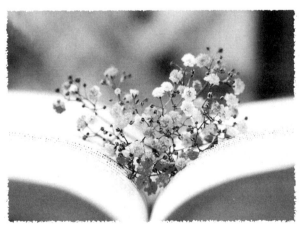

② 色素代谢功

能测定：常用的有总胆红素和直接胆红素测定、尿三胆检查。黄疸型者血清总胆红素、直接胆红素均升高。瘀胆型者升高更显著，同时伴有 ALP 及 γ-谷氨酰转肽酶（γ-GT）明显升高。无黄疸型可选用吲哚青绿（ICG）滞留试验或磺溴酞钠滞留试验，有助于诊断。

③ 蛋白代谢功能试验：麝香草酚浊度试验、血清透明质酸测定均有升高。血清白蛋白降低、球蛋白升高多反映慢性活动性肝炎及肝硬化的指标。而在急性肝炎里，这些指标通常正常。

④ 其他：凝血酶原活动度 ≤ 40% 对诊断重型肝炎有重要意义，凝血酶原活动度 ≤ 50% 则显示有发展为重型肝炎的倾向。血清胆固醇降低表示病情危重，增高则见于梗阻性黄疸。

⑤ 特异血清学检查：检测抗 -HAV-IgM 是确诊甲肝的重要指标，是诊断甲型肝炎最可靠、最灵敏的方法。若抗 -HAV-IgM 呈阳性即可确诊为现症感染，若阴性则可以排除。

（4）影像学检查。B 型超声、CT 等检查可了解肝脏大小、形态，有助于肝炎的判断。

（5）HAV 抗原抗体及 HAV-RNA 检测。

① 抗 -HAV-IgM：甲型肝炎特异性抗体（抗 -HAV-IgM）出现早，一般在发病数日即可检出，黄疸期达到高峰，1～2 月抗体滴度下降，3～4 月大部分消失。这是甲肝早期诊断的重要指标。常用方法有酶联免疫吸附试验（ELISA）和固相放射免疫试验（SPRIA），其灵敏度高、特异性强，为急性肝炎患者检测的常规项目，但类风湿因子阳性标本可出现抗 -HAV-IgM 假阳性，应引起注意。

② 抗 -HAV-IgG：当急性甲型肝炎患者出现症状时，血

清中即可检出抗 –HAV–IgG，初期滴度低，以后逐渐升高，病后 3 个月达到高峰，1 年内维持较高水平，低水平在血中可维持数十年甚至终身。如双份血清的抗 –HAV–IgG 滴度，恢复期血清有 4 倍以上的增高，可诊断为甲肝。但实际应用上常因患者就诊较晚，采不到早期血清，也得不到抗体滴度增长 4 倍的结果，所以临床上基本不用此诊断方法。抗 –HAV–IgG 主要用于检测人群免疫水平流行病学调查。

（6）免疫电镜检查 HAV 颗粒。甲型肝炎患者粪便排毒高峰主要在潜伏末期及急性期早期，故在前驱期和病后 1 周内采取粪便标本，可检测出甲肝病毒抗原（HAVAg），也可检出 HAV 颗粒，因 HAV 无慢性携带状态，因此，在粪便中检出 HAV 颗粒，即可证明为近期感染。由于从粪便排出 HAV 时间较短，当患者诊断为肝炎时，有的排毒已停止，故此时从粪便中未检出 HAV，也不能除外 HAV 的近期感染。因检测 HAV 需要一定的条件，故本法不能作为常规检查。

（7）HAV–RNA。利用克隆的 HAV–cDNA 片段制成探针，采用 cDNA–RNA 分子杂交技术可检测甲肝急性期血清和粪便中的 HAV–RNA。自从聚合酶链反应（PCR）应用于临床以来，提供了检测 HAV–RNA 更敏感的方法。用逆转录 PCR（RT–PCR）法，先用逆转录酶将 HAV–RNA 转为 cDNA，然后再进行 PCR 检测。HAV–RNA 呈阳性是 HAV 急性感染的直接证据。

什么是甲肝的特异性诊疗法

甲肝抗原（HAVAg）、甲肝病毒核糖核酸（HAV–RNA）、甲肝病毒颗粒，在临床症状出现前几天，即可在血清或粪便中检出，但在 ALT 升高或达到高峰时迅速消失，在血清中存在的时间很短，而且检查的方法很烦琐。因此一般不采用此法作为实用性诊断方法。

血清甲肝抗体（抗 –HAV）在发病后 1 周内滴度逐渐升高；在病后第 4 周，100% 的患者血清中均能检出甲肝抗体，并且抗体可在血清中存活数年到数十年。由于该抗体出现晚，因此不能用于早期诊断，而且如依靠甲肝抗体诊断甲肝，则必须采集急性期和恢复期的两份血清标本，恢复期抗体水平比急性期高出 4 倍以上才能诊断。此法目前临床上也已基本不用。

在临床上诊断和早期诊断甲型肝炎的特异性方法是检测甲肝抗体 M 型免疫球蛋白（抗 –HAV–IgM）。在临床症状刚出现时，抗 –HAV–IgM 开始增加，第 2 周可达高峰，一般可持续 2 个月。抗 –HAV–IgM 敏感性好，特异性高，而且简便快捷，因此在临床上大量应用。个别患者开始时可呈阴性，2~3 周后复查即可出现阳性，故临床上可初断为甲肝；而抗 –HAV–IgM 阴性的患者，最好复查几次以确诊。

此外，有的地方采用患者唾液中的抗 –HAV–IgM 阳性率也很高。这种非侵袭性的检测方法特别适合儿童患者。

什么是丙肝的特异性诊断法

（1）丙型肝炎抗体（抗 –HCV）检测。这种检测的主要方法有酶联免疫法和放射免疫法，现在多采用第二代及第三代制剂，提高了检出度并提前了检出时间。但这两种方法目前还存在着一些缺点，如仍有一定比例的假阳性、假阴性；另外作为 HCV 感染的早期指标,无法说明是急性感染、慢性感染、携带者,也无法判断其传染性。

（2）重组免疫印迹法。实际上相当于同时检测 2～4 个抗 –HCV,其意义在于确定是否有丙肝病毒感染,但该法的主要缺点是不能区分感染的阶段,而且方法比较复杂。

（3）丙肝病毒基因型测定。现在多数学者认为 HCV 有 6 个基因型和 11 种亚型。研究表明,基因型与 HCV 致病性、原发性肝癌的发生及干扰素疗效都有一定关系。

（4）丙肝病毒核糖核酸定量检测。这种检测的主要优点为高敏感性,目前在评估抗病毒治疗效果上应用较为广泛。缺点是重复性差及在高水平 HCV–RNA 时缺乏动态变化。

（5）丙肝病毒核糖核酸定性检测——PCR 法。这种方法的主要优点是:

① 可作为判断 HCV 感染有无传染性的可靠指标,阳性则表示有病毒存在,有传染性。

② 特异性好,灵敏度高,还能检测出抗 –HCV 的丙型肝炎患者。

③ 有利于早期诊断,还可作为疗效评价等。

其缺点是价格高,易受污染,这大大限制了这种方法的广泛应用。

诊断丙肝应做哪些化验

丙型肝炎的临床症状、体征和其他病毒性肝炎无显著区别,所以诊断丙型肝炎除了进行肝功能检查以外,主要依靠病毒学指标。

丙型肝炎病毒学指标包括抗–HCV及HCV–RNA，现分述如下：

（1）抗–HCV。即丙肝抗体，不是中和抗体，对人体无保护作用，是目前诊断丙型肝炎的主要指标。但因感染HCV后抗–HCV出现较慢，一般

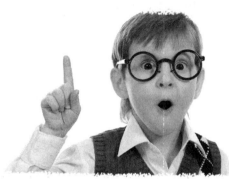

在发病后2～6个月，甚至1年才转阳，故不能作为早期诊断丙型肝炎的方法；而且一次检查阴性，也不能直接作否定诊断。当各型病毒性肝炎特异性标志检测阴性，临床症状及单项ALT升高提示急性病毒性肝炎时，应考虑是否为丙型肝炎感染。

（2）HCV–RNA。即丙型肝炎病毒的核糖核酸，是HCV的遗传物质，是表示体内感染HCV的直接指标。目前用PCR方法可以直接检测血中的HCV–RNA，可用于HCV感染的早期诊断，因其较丙型肝炎抗体出现早，故是丙型肝炎病原学诊断和判断传染性的一项有用的指标。

总之，对有典型临床表现且其发病与输血及血制品密切相关，已排除其他肝炎的可疑丙型肝炎患者，可进一步查HCV–RNA及抗–HCV，如HCV–RNA及抗–HCV均阳性或HCV–RNA单独阳性即可确诊为丙型肝炎。

什么是丁肝的特异性诊断法

由于丁型肝炎的症状、体征和病理改变同其他类型的病

毒性肝炎无特征性区别,且常被乙肝所遮掩。因此,丁型肝炎的特异性诊断就显得十分重要。

（1）血清 HDAg 检测。在丁肝病毒急性感染的早期出现,存在时间短暂。慢性丁肝病毒感染者检出率较低。

（2）血清抗 -HDV 检测。抗 -HDV 不是保护性抗体,血清抗 -HDV 阳性并不表示病情恢复,相反,其持续阳性且高滴度是诊断慢性丁型肝炎的一个重要指标。

（3）血清抗 -HDV-IgM 检测。在丁肝病毒感染早期即出现,是早期诊断丁型肝炎的指标。另外,抗 -HDV-IgM 还是丁型病毒复制的指标。在发病初期,HDAg 和抗 -HDV-IgM 同时显阳性,可直接诊断为丁肝病毒急性感染。

动态观察抗 -HDV-IgM 和抗 -HDV 可以区分是与乙肝病毒混合感染或是重叠感染。混合感染时,可出现两种模式:一是先出现一过性抗 -HDV-IgM,随后出现抗 -HDV;二是先出现一过性抗 -HDV-IgM,而后不产生抗 -HDV。重叠感染时也会出现两种模式:一种是持续低水平的抗 -HDV-IgM 和持续高滴度的抗 -HDV;另一种是随肝损害程度而出现的抗 -HDV-IgM 波动。

（4）血清 HDV-RNA 检测。是丁肝病毒感染和复制的可靠指标,也用于监控干扰素的治疗作用。

（5）肝组织的 HDAg 和 HDV-RNA 检测。这是诊断丁肝病毒感染最可靠的指标,但需要进行肝活检。

什么是戊肝的特异性诊断法

戊型肝炎病毒（HEV）的分子生物学检测包括采用多肽

抗原建立的抗体诊断法（抗 HEV）及逆转录套式聚合酶链式反应（RT-PCR）建立的基因诊断法测 HEV-RNA。

（1）抗 HEV 检测。包括酶免疫法（EIA）和蛋白印迹技术（WB）。酶免疫法采用位于 HEV 基因组第二三个开放阅读框的重组多肽或合成多肽作原检测抗 -HEV，急性期阳性率高达 86.5%，但一般持续时间较短，用 WB 法检测抗 -HEV，其特异性比 EIA 高，可检测出患者血清中的 IgG/IgM 抗体。抗 -HEV-IgG 时间较长，且对以后的感染具有保护作用；而抗 -HEV-IgM 持续时间较短，可作为急性感染的诊断指标。因此认为，对具有急性肝炎临床表现的患者，如果能排除其他肝炎病毒感染，其血清抗 -HEV-IgM 和 IsC 转阳均可作为 HEV 新近感染的依据。

（2）HEV-RNA 检测。因为 HEV 感染者血液中病毒含量较低，现有的技术又不能检测到患者血液和粪便中的 HEV 抗原，目前采用 RT-PCR 检测 HEV-RNA，用于 HEV 的早期诊断，患者病后 2 周内血清 HEV-RNA 阳性率高达 73%～91%，此时 10%～20% 的患者抗 -HEV 尚未转阳。HEV 感染者病毒存在时间短（常在 1 周左右），在临床症状显化之前就达到峰值并很快消失。因此，应用 RT-PCR 检测血清 HEV-RNA 对证实 HEV 感染很有帮助，不过此法不适于大规模筛选。

纤维化指标测定对诊断脂肪肝有什么用

脂肪肝临床表现多样，通常初期表现为单纯性脂肪肝，以后随着脂肪性肝炎肝纤维化的发展可演变为肝硬化。判断脂肪肝是否并发肝纤维化，最可靠的方法是肝穿刺活检标本的组织学图像。但是肝穿刺活检有一定危险性，在一般情况下不提倡使用。

血清Ⅲ型胶原、Ⅳ型胶原、层黏蛋白和透明质酸的水平与肝脏纤维化程度密切相关，可作为慢性肝病肝脏纤维化的诊断依据。如果患者患有单纯性脂肪肝，这些肝纤维化指标的血清水平多处于正常范围；当发生脂肪性肝纤维化时，则多有升高；脂肪性肝硬化时，则会显著升高。因此，血清肝纤维化指标测定有助于确定脂肪肝的分期，推测脂肪肝的预后。但是肝纤维化血清诊断仍存在一定的问题，每一种批号的检测试剂的灵敏性和特异性都有一定限度，而且在慢性肝病或肝硬化时会出现较大重叠。因此仅以这些血清学标志为基础对患者作出肝纤维化或肝硬化的诊断并不可靠，还必须结合其他检查如 B 超、氨基转移酶、血脂等综合判断，以提高诊断的准确性。

磁共振和肝动脉造影对脂肪肝确诊起到什么作用

磁共振 (MRI) 扫描对诊断脂肪肝不敏感，无论从信号强度，还是计算弛豫时间，均难以与正常肝组织区分开来，这与肝内含水量不增加有关。临床上可利用 MRI 这一弱点鉴别 CT 上难以确诊的脂肪肝与肝癌。病变肝脏因脂肪含量较高，在 MRI 各加权序列上信号均有轻度升高，局限性是与正常肝脏间分界不清，且无占位效应，虽动态增强扫描病变区与正常肝脏有相似的时间密度曲线，但由于 MRI 缺乏 CT 值那样的定量分析指标，仅凭 MRI 诊断脂肪肝很难。国内多数学者认为，在目前技术条件下，临床上诊断脂肪肝应首选 CT 而不是 MRI。但毋庸置疑，多种影像技术的综合应用对脂肪肝，特别是局灶性脂肪肝的鉴别诊断有一定的帮助。因此，目前 MRI 及肝动脉造影主要用于超声及 CT 检查诊断困难者，特别是局灶性脂肪肝难以与肝脏肿瘤鉴别，且又不能做肝穿刺活检的患者。

脂肪肝的数字减影血管造影表现为肝动脉轻度扩张，全部分支呈现充血性倾向，但病灶中的血管形态、走向和分布均无异常，无病理性血管征象，无肿瘤血管。由于它是创伤性检查，且价格昂贵、设备技术要求高，因此很少用于脂肪肝的诊断。

肝硬化患者为什么要做胃镜检查

肝硬化患者进行胃镜检查有如下重要意义：

（1）胃镜检查可直接发现食管胃底是否存在静脉曲张，判断曲张程度及静脉表面有无红色征象、糜烂和血痂，确定活动性出血的出血部位，它克服了钡餐检查漏诊轻度静脉曲张的缺点。

（2）急性上消化道出血时，胃镜检查可准确判断出血部位和原因，还可进行镜下介入治疗，如喷洒止血药、进行硬化剂注射等。

（3）确诊食管、胃及十二指肠有无溃疡、糜烂、炎症和肿瘤等病变。进行幽门螺杆菌的检测，必要时钳取组织进行病理检查。

B超检查肝硬化可见哪些病理改变

（1）肝脏。肝脏体积多数早期缩小，常为右叶缩小，左叶和尾叶增大，即表现为肝脏各叶比例失调；肝脏表面不光滑，呈锯齿状或波浪状；肝实质不均匀，光点粗亮，少数可见结节状改变；肝内血管模糊，变窄；门静脉增宽大于1.2cm，越宽提示门脉压力越高。

（2）脾脏。脾脏肿大。体检时不能触及脾脏，但B超可见脾厚度增加，男性大于4.0cm，女性大于3.8cm。

（3）腹水。若肝硬化有少量腹水，则多在盆腔，且少于1000ml。查体检测不出移动性浊音，但B超可见到腹水的存在。腹水多时，在肝肾隐窝和肝前都有积水。

肝病患者的
保养与保健

肝病患者的生活应顺从人体生物钟的节律,生活有序,以保证内脏器官有条不紊地工作,促进肝脏功能复常。

肝病患者的日常生活调理

肝炎患者出院后应注意哪些事项

1. 是否要继续服药

（1）急性肝炎患者痊愈后，只需注意适当补充营养和多加休息，不必继续服药。

（2）病情得到控制的慢性肝炎患者出院后，为巩固疗效和防止病情反复，应适当服用药物。但剂量不宜过多，也不要服用多种药物，否则会增加肝脏的负担。

（3）乙肝患者应在医生指导下服用一些抗病毒药物。应根据患者的病史、体征，以及用药情况决定出院后如何用药，切忌滥用药物，以防损害肝脏。

2. 要注意补充营养

（1）宜选择易消化、富于营养的食物，以促进肝脏功能的恢复。富含蛋白质和各种维生素的食物，如新鲜蔬菜、水果、瘦肉、鱼类、奶类等都是很好的选择。

（2）长期高脂肪、高糖类饮食，有可能引起脂肪肝，反而会对肝脏造成损害，因此饮食上要合理调配营养，避免营养过剩。成人每日摄入蛋白质 70～80g，糖类 300～400g，脂肪

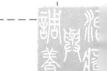

50～60g 即可。

（3）酒精会直接损害肝细胞，促进脂肪在肝细胞中沉积，还可引起肝硬化,因此肝炎患者出院后禁止饮酒。

3. 要限制活动量

肝炎患者出院时，一般仅是临床痊愈，肝脏病变并没有完全恢复,急性肝炎一般在病后 6 个月才能完全康复,因此患者在出院后一定要限制活动量，避免因过度劳累而使病情反复或恶化。

（1）出院后，可先做些轻微运动，以不感到疲劳为原则，然后根据自己的体质状况再逐渐增加运动量。

（2）保证充分的休息，每日睡眠时间不少于 9 小时，最好有 1 小时的午睡时间。

（3）肝炎患者痊愈后，可以正常工作，但不宜过度劳累；另外，病情稳定的慢性肝炎和代偿期肝硬化患者不宜进行重体力劳动。

（4）患者半年内要节制性生活,女性应避免怀孕。

为什么肝病患者应避免长时间看书、看电视

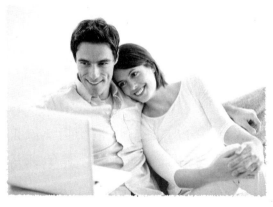

人的视网膜感光功能好坏取决于视网膜视觉色素——维生素 A 的正常与否。维生素 A 是人体吸收胡萝卜素后在肝内转化而成的,当患者的肝脏功能降低以

后，对于维生素 A 的吸收与转化就会降低。此时，如果患者还要长时间地看书或看电视，就会加重肝脏的负担，不但病情难以好转，还会出现视觉障碍，如视物不清等。因此，肝病患者一定不要长时间地看书或看电视。

肝病患者养成定时排便习惯有什么好处

肝脏不仅是多种物质代谢的场所，而且还具有解毒等多种生理功能，许多药物及食品在肠道内发酵后产生的毒物，都要经门静脉进入肝脏解毒。如果常发生便秘，肠道细菌繁殖产生的毒素和大便中产生的酚、吲哚等毒物，在肠道内停滞不前，存留时间过长，必然会加重肝脏负担，不利于肝脏的修复。因此，要养成每日定时排便的习惯。平时多吃蔬菜，有助于肠道蠕动和消化液的分泌，可以防止便秘。

为什么说肝病患者必须戒烟

肝病患者应尽早戒烟，主要有以下几点原因：

（1）烟雾里的毒性物质必须通过肝脏解毒，患肝炎时肝细胞的解毒功能显著减退，如果此时继续吸烟，就会增加肝脏的负担，还会加重对肝细胞的损害。

（2）烟雾中含有致癌物质，在肝脏发生病变的情况下继续吸烟，容易引起肺癌。

（3）吸烟还可引起血管痉挛，对心、肺、肾、胃等脏器造成不良影响，容易导致各种并发症。

幽雅的环境对肝病患者有什么好处

肝病患者如果身在一个幽雅的自然环境中，对身体的康复很有好处。我国中医学历来重视环境条件与疾病的关系，它根据五行学说，提出自然界中有"风、寒、暑、湿、燥、火"六种要素，被称为"六淫"，而自然界中所有的变化都是这六种要素运动变化的结果，这是一个自控、自调、自稳的系统。因此肝病患者应尽量使自己身处一个有利的自然环境中，以促进自身的康复，这可算是一个经济实用的治疗方法。

保证良好的睡眠对肝病患者有什么好处

睡眠在人的生命过程中占有极其重要的地位，尤其对于慢性病患者来说，能否有充足的睡眠是保证治疗效果好坏的关键。现代医学研究表明，睡眠不足或长期失眠者，会降低免疫功能，削弱胃肠道的消化能力，降低正常代谢，破坏体内环境的平衡，这对于身体的健康是很不利的。因此，肝病患者保证睡眠时间和睡眠质量，对肝病的恢复有着重要的意义。

按时作息对肝病患者有什么好处

肝脏具有贮藏血液和调节血流量的作用，活动量越大，肝脏的血流量越小，到达肝脏的营养成分就越少，这无疑会阻碍肝脏的自我修复过程，影响患者的恢复。因此，肝病患者一定要注意休息，按时作息，不宜熬夜、过度疲劳和剧烈运动，否则机体的免疫力会进一步降低，不但会使病情加重，还易引起感冒、支气管炎、泌尿系统感染等其他疾病。

常听舒缓的音乐对肝病的康复能起什么作用

早在 20 世纪 50 年代，音乐疗法就已应用于临床实践。医学专业人士经对七种乐调分析后认为，A 调高扬，B 调哀怨，C 调和谐，D 调强烈，E 调安定，F 调淫荡。肝病患者可根据个人的不同心理状态和思想情绪表现，选择不同乐曲来疗疾解惑，宁神忘忧。

各种肝病患者，特别是慢性肝病患者，经常会陷入恐惧、紧张、急躁、悲观等心理状态，而这些负面心理又常常影响病情的预后。这是药物治疗难以解决的问题，但是经常聆听适宜的音乐，却可以在恢复失衡心态、振奋抗病意志方面收到良好的效果，对疾病起到积极的辅助治疗作用。

"色彩疗法"对肝病患者有哪些好处

颜色与人的健康有着密切的关系，不同的颜色会使人产生不同的反应。颜色疗法是通过颜色对人的心理和生理产生一定的作用，从而达到防治疾病的目的。研究表明，颜色能影响人的脑电波，每一种颜色都能发出一种作为主体的电磁波长，这些波长通过神经渠道，刺激松果体和垂体这两个腺体分泌激素，进而影响整个身体，达到治疗目的。不同的色彩不仅会使人产生不同的心理效应，而且还会使人的脑垂体分泌出一系列甾体类化学物质，而它们进入血液后，会对人的情感、行为及健康产生影响。

颜色疗法主要是运用采光照明、涂刷彩色墙壁和顶棚、布置色彩环境和彩色光直接照射等进行心理治疗。若能在日常生活中创造一个科学的、适宜的色彩环境，不仅有益于人的身心健康，而且是许多慢性肝病患者治疗疾病的重要措施。在选择居室的色彩时，要结合自己的职业爱好，创造有益于身心健康的环境。色彩对人体健康和疾病防治的巨大作用已越来越得到人们的认可。

红色的环境会导致人们过度兴奋或心烦气躁，容易引起过激情绪而不利于病情好转。青色的环境可以消除患者的视觉疲劳和精神紧张，改善和调节机体功能。在绿色环境中，人的心跳每分钟可减少 $1 \sim 2$ 次，皮肤温度可降低 $1 \sim 2℃$，呼吸变缓，精神放松，心脏负荷减轻。患者在蓝色的环境中，可消除紧张焦虑的心理状态，收缩期血压可降低 $1.33 \sim 2.66$ 千帕。患者大部分时间都需要在居室内度过，考虑到居室内色彩对于人的身体和精神的影响，肝病患者宜根据自身的具体情况，为自己的居住空间装饰不同的色彩。

发怒为什么会"伤肝"

中医认为，肝为将军之官，性喜顺畅豁达。如果长期郁愤，可以导致肝气郁结，引起生理功能紊乱。现代医学研究表明，愤怒会使人呼吸急促，血液内红细胞数剧增，血液比正常情况下凝结加快，心动过速，这样不仅会损害心血管系统，更会影响肝脏健康。调查结果表明，易怒的人患冠心病的可能性比一般人高 6 倍，患肝脏疾病的可能性比一般人高 8 倍。因此，肝病患者务必保持心胸开阔、积极乐观，这样才能达到

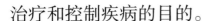

治疗和控制疾病的目的。

肝病患者怎样进行精神调养

　　中医学把人的各种情志变化归纳为喜、怒、忧、思、悲、恐、惊七种，简称为"七情"。在外界因素的刺激下，人的"七情"会有相应的变化，这是正常现象，但如果某种情绪持续过久或过度，则易生病。中医学认为，过喜则伤心，过思则伤脾胃，暴怒则伤肝。西医也认为，暴怒会使人处于躁动状态，使肾上腺素分泌出现异常，从而损伤肝脏，导致病情加重。

　　由于肝病病程较长，治愈较难，加上日常生活中人们对肝病的误解和排斥，肝病患者可能因受到歧视或不公正的对待而变得敏感、易怒、悲观、焦虑。研究表明，快乐的心情胜过十副良药。肝脏内分布着丰富的交感神经，患者如果容易发火，则会因郁怒而伤肝，肝气郁结不舒畅则容易抑郁成疾，会直接导致肝细胞缺血，影响肝细胞的修复和再生。因此，应该改变对自己和他人过于苛求、牢骚满腹的不良行为模式，培养乐观、开朗、宽容、放松的健康行为模式和品性。另外，由于肝病，尤其是乙肝，还没有相应的特效药物，因此，有些患者就背上了沉重的思想包袱。这种低落的情绪会影响肝胃功能，使内脏的失调状况更为严重，不利于症状的改善。因此，肝病患者要对自己的病情有一个科学的认知，保持一种乐观的精神状态，并积极配合治疗，这样才能使病情得到控制并逐渐好转。

肝病患者如何保持良好的心态

对于肝病患者而言，应保持一种积极稳定的心理状态，善于进行自我调节，这对于身体的康复大有好处。因此，每个肝病患者都应做到以下几点：

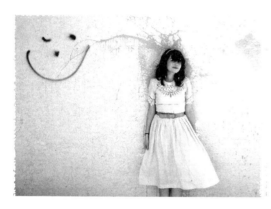

（1）注意调整心理状态。患者自身心理状态的好坏对疾病本身有着重要的意义。要明确，对肝病过于忧虑或恐惧是完全没有必要的，只要能保持稳定的思想情绪，就有利于疾病的控制及正常的生活与工作。

（2）克服心理障碍。人的一生常常会遇到许多挫折，比如工作不顺、家庭不和、疾病缠身等等，这些都会让人陷入苦闷、忧虑、失望等负面情绪中。这种心理失衡状态对疾病的治疗是相当不利的。因此，患者应努力摆脱这些情绪的影响，积极地面对疾病，才能战胜病魔。

（3）稳定紧张情绪。患者如果总是处于一种紧张的精神状态之中，神经长期得不到放松，则对身体极为不利。因此患者应及时消除紧张情绪，这将大大有助于缓解病情。

肝硬化患者应怎样进行日常调理

（1）静养。肝是人体代谢和合成蛋白质的主要枢纽，当肝细胞被增生纤维组织分隔，形成结节状假小叶，即肝硬化时，会使各类血管间失去正常关系，出现肝细胞内营养障碍，导致肝功能代偿不全，从而出现一系列生理性病变，如内分泌紊乱、蛋白倒置等。此时若进行超负荷体力活动，会增加肝细胞的负担，导致病情加重。因此，处于代偿期的肝硬化患者不宜过劳，处于失代偿期的肝硬化患者则应卧床休息。

（2）禁酒。肝硬化患者必须绝对禁酒。肝脏几乎是酒精代谢、分解的唯一场所，研究表明，酒精对肝脏有直接的损伤作用，患者切不可掉以轻心。任何含有酒精的溶液，即使含量再小，进入机体后都需要肝脏的分解。在其分解过程中，辅酶I转变为还原型辅酶I的增多，使肝小叶中央区的肝细胞因缺氧而坏死和纤维化。同时，实验表明，酒精能抑制细胞所合成的糖蛋白和白蛋白的分泌排出，在肝细胞严重受损、肝脏本身也已出现纤维硬化时，饮酒无疑会雪上加霜，加速肝脏病变。总之，肝硬化患者饮酒，有百弊而无一利，须谨慎对待。

（3）情绪。肝硬化患者易烦躁、激怒、暴怒的情绪变化，会刺激机体发生应激反应，使人体内分泌系统发生改变。肝脏和内分泌腺功能休戚相关，可促使某些激素的合成、转变和分解。激怒时引起分泌肾上腺素，刺激肝细胞，使肝细胞内的 GPT 分泌到血清中，使肝细胞受损。

对肝炎患儿应怎样调养护理

对肝炎患儿进行调养护理，主要强调合理安排患儿的作息和饮食，以减轻肝脏负担，促进肝细胞的恢复。

（1）充足的休息。如果患儿活动量过大，得不到充分的休息，一般预后较差，甚至可能发展为重型肝炎。因此，严格掌握患儿的作息时间和活动量，对于其身体恢复有着重大的意义。有黄疸和消化道症状的患儿需卧床修养；症状消失、肝功能正常后，尚需休息1个月，密切观察病情；病情稳定后，学龄期儿童方可正常上学，但半年内不可参加剧烈的体育活动和重体力劳动。如果孩子的病情已进入恢复期，且无明显症状，或进入慢性肝炎的稳定期，可适当鼓励孩子进行运动，避免引起体重增加。

（2）合理的饮食。患儿的饮食要遵循"三高一低"的原则，即高蛋白质、高碳水化合物、高维生素、低脂肪，同时，要根据孩子的消化功能和口味适当调整。病情处于恢复期的患儿，应适当限制脂肪和糖分的摄入，否则会影响食欲，并可引起腹胀。部分恢复期患儿会食欲大增，如不加以节制，很可能导致肥胖和脂肪肝，不仅不利于肝炎的恢复，还可能导致其他病症，因此患儿家长一定要多加注意。

怎样对甲肝患者的餐具进行消毒

（1）湿热消毒法。

① 煮沸：这是餐具消毒的一种可靠的方法，用水煮沸1分钟，可使甲肝病毒失去传染性。

② 压力蒸汽灭菌法：用15磅压力，温度达到121℃，持续2分钟，可使甲肝病毒灭活。

（2）化学消毒法。将餐具中的残渣倒去后，直接在含有次氯酸钠和十二烷基磺酸钠的消毒液中浸泡10分钟，用清水冲洗干净后即可使用。在农村和临时隔离室亦可将餐具放在3%漂白粉澄清液中浸泡1小时后再洗净；如能在餐具消毒水中加 2% 的食碱,消毒效果会更好。

肝炎患者应该熟知哪些消毒方法

肝炎患者及其家属可采用如下方法来消灭传播过程中的肝炎病毒:

（1）煮沸消毒。在 100℃ 的温度下只要 1 分钟就可使乙、丙、丁、戊型肝炎病毒失去活力和传染性;如煮沸 15～20 分钟,就可将各型肝炎的病毒杀灭。此法适用于对餐具、浴巾、衣服的消毒,但对塑料制品、合成纤维、皮毛制品则不适宜。

（2）高压锅及蒸汽消毒。有标示的高压锅可采用 15 磅压力,在 121℃ 的温度下,用 10～15 分钟就可杀死各类肝炎病毒。如用蒸笼或家用高压锅蒸煮,待盖阀冒气后,至多 20 分钟即可达到消毒效果。

（3）焚烧。肝炎患者污染或丢弃的杂物及一次性医疗用品等均应焚烧,以彻底消毒。

（4）市售消毒剂。优安净、食具 333、84 消毒液等,都是含氯消毒剂,可依说明书使用。

（5）漂白粉消毒。可常用 3% 的漂白粉澄清液喷洒厕所、马桶、垃圾来进行消毒,便盆则要浸泡 1 个小时以上,患者呕吐排泄物用 10%～20% 漂白粉 2 倍量充分搅拌后,要放置至少 2 小时后再进行处理。

（6）过醋酸（过氧乙酸）。可用 0.3%～0.5% 过醋酸对房屋地面、木制家具、塑料用品及空气进行消毒。室内按 0.75～1g/m³ 喷雾后密闭 30 分钟就可达到消毒目的。肝炎患者与家属可在饭前便后用 0.2% 过醋酸液泡手 2 分钟。

为什么补牙、拔牙易感染肝炎

据统计，医务人员的乙肝感染率明显高于一般人群，尤以接触血液的科室人员为甚，其中包括口腔科。来口腔科就诊的患者，有些是乙肝表面抗原及 e 抗原阳性者，其传染性均很强。如果口腔科医生不戴手套进行医疗操作，则很容易通过手部的细小创口感染肝炎病毒。

此外，肝炎也可能在患者之间传播。乙肝患者的唾液、血液均有传染性，注射器、牙钻等医疗器械如未经过严格消毒，或是仅仅使用酒精、苯扎溴铵等不能抑杀乙肝病毒的消毒液进行消毒，就有可能造成患者之间的病毒传播。

为什么文身、文眉易感染肝炎

乙肝病毒的传染性很强，微量血清通过各种方式进入血液中就可能引起感染。很多文身机构都存在卫生隐患，器械消毒不严、一次性器具多次使用等都易造成肝炎病毒感染，特别是乙型、丙型、丁型肝炎病毒感染。同样，美容过程中特别是文眉、穿耳洞、做双眼皮，甚至是刮脸也有可能因使用受到污染的针或刀而感染肝炎。

各类肝病患者怎样过性生活

（1）处于急性肝炎期的患者，当丙氨酸氨基转移酶显著升高，全身乏力、黄疸等症状明显时，应该禁止任何性活动，包括自慰行为。

（2）处于恢复期的肝炎患者，可以有节制地进行夫妻性生活，但不宜过频，时间也不宜过长，以次日不感到疲劳为度。

（3）慢性肝炎、肝硬化患者由于受到病情的影响，一般都会发生性欲减退，此时不应勉强行事，也无须因此而忧虑不已，等肝病得到控制后，体内性激素代谢就会恢复正常，性功能自然可以得到改善。

（4）乙肝表面抗原和乙肝 e 抗原同时阳性的女性，最好在婚前进行药物治疗，以避免在婚后的性生活中将病毒传染给男方。

肝病患者为什么不宜过度纵欲

性功能是人体正常的生理功能之一，但如果过度纵欲，就会引起大脑皮质长期处于兴奋状态，不仅血液循环加快，呼吸急促，肌肉紧张，而且伤耗元气，损害肝肾，产生诸如疲倦、腰酸腿软、食欲不振、头晕耳鸣、失眠健忘等症状，对于肝病患者来说，更是不利于身体健康，甚至会导致病情恶化。性生活是夫妻双方的事，如果一方患有肝病，应得到另一方的谅解，根据患者的病情配合调整性生活，以健康为头等大事，适当

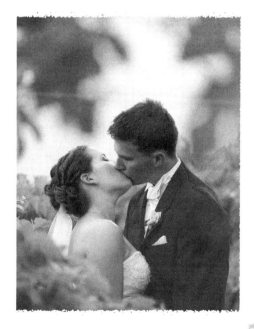

进行节制。

（1）患者在急性肝炎恢复期，或患有慢性肝炎和肝硬化的患者出院后，应暂停性生活。一旦放纵性生活，就会引起肝病暴发、复发或加重，从而导致严重后果。

（2）在肝功能波动阶段，特别是氨基转移酶不稳定和出现黄疸上升时，应停止性生活。否则会损耗体力和精力，加重肝脏负担，使病情恶化。另外，乙肝病毒可存在于精液、经血和阴道分泌物中，通过性生活相互传染的概率达 10%～15%，如在发作期进行性生活，很容易使对方受到感染。

（3）慢性肝炎患者应适当节制性生活。如青年人病情稳定，可以同房后第二天无疲乏感为度。如果次日感到倦怠、疲乏、腰痛、食欲不振，便说明性生活过度，应自觉纠正，减少或暂停性生活。如无不适，一般情况下，青年人每周不宜超过 1 次或 2 次，中年人宜每 1～2 周 1 次，中年后宜每月 1 次或 2 次。

为什么患者在肝炎活动期内不宜结婚

乙肝患者在肝炎活动期内不宜结婚。这是因为，结婚前后难免操劳和情绪过激，再加上婚后性生活会增加肝脏负担，往往会使病情加重。急性肝炎病程较短，可在治愈半年后结婚。乙肝患者需要根据肝功能检查和综合体检的结果来决定是否可以结婚。慢性肝炎患者应积极接受治疗，在病情稳定、肝功能正常一年后结婚为宜。

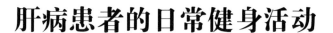

肝病患者的日常健身活动

肝病患者运动健身要遵循哪些原则

肝病目前仍然是严重危害人类健康的疾病，但只要治疗得法、调养得当，大多数患者的病情还是可以得到控制和改善的，并且也能够和正常人一样享受生活的乐趣。运动是促进机体新陈代谢、增强身体免疫功能、保持愉悦心境的有效方法，但由于劳累对于肝病恢复十分不利，因此肝病患者一定要根据自身的病情发展和身体状况适度运动，切忌时间太长或太过激烈的运动，要以运动后不感到疲劳为度。肝炎患者可根据爱好和身体状况选择一些比较平和的运动项目，如散步、慢跑、太极拳、羽毛球等。可在运动过程中多休息几次，不要给身体造成过大的负担。如果患者处在发病期，出现肝功能异常，则必须相应减少运动量；如果症状加重，则要停止运动并卧床休息，以增加肝脏的血流量，促进肝细胞的修复。

怎样散步锻炼对肝病恢复最有好处

医学研究表明，人在步行时，毛细血管扩张，血流加快，微循环开放，内脏血容量增加，大脑皮质功能活动兴奋，能够提高氧耗量，促进胰岛素的分泌，因而对预防衰老和促进身体康复有极大的积极意义。

散步锻炼必须采取正确的姿势和方法才能取得保健效果。散步运动要求上肢自然下垂，并随着步伐轻快摆动，收腹挺胸，要有朝气且轻松自如，保持体态平衡。通过上下肢运动带动腰、腹等部位。从医学角度讲，肝病患者宜采用每分钟60～80步的慢速或80～100步的中速来散步锻炼。时间长短可自己掌握，一般每次不要少于20分钟。

很多人都有一种看法，认为锻炼的最佳时间是早晨。实际上，黄昏和睡前的锻炼对身体益处最大。根据人体生理学，人在傍晚时，体力、肢体反应敏感度、动作的协调性和准确性，以及适应能力都处于最佳状态，体内的血糖也最高，因此，每日在此时进行30～60分钟的散步锻炼，对患者身体的恢复大有好处。

肝病恢复期患者为什么不宜长途跋涉

有些处于恢复期的肝炎患者认为自己即将痊愈，可以正常进行各项活动了，就开始长途旅行，意图在运动中加快恢复。事实上，这是一种错误的做法。通常来讲，急性肝炎痊愈后需要有一年的稳定期，而慢性肝炎的稳定期更是长达两年。如果在稳定期内过度劳累，很容易使病情复发，导致严重的后果。长途跋涉易导致肝炎复发，一方面是因为长途旅行不能保证休息时间，往往使患者过度劳累。另一方面，环境改变也是引起复发的关键因素。患者由于久病体虚，身体很难适应水土环境和气候条件的急剧改变，往往会出现各种不适，如不及时调理，甚至会导致旧病复发和多种并发症。因此，患者需要在稳定期过后方可长途跋涉。

肝病患者怎样根据自身情况选择不同的活动方式

（1）一般来说，甲型肝炎或戊型肝炎患者，治愈半年以上者可以参加剧烈活动。

（2）乙肝患者必须要使乙肝表面抗原转阴后，才算完全治愈。治愈后也要注意控制活动量，尽量避免长时间运动和剧烈运动，如打篮球或参加体育比赛等。随访两年以上病情稳定者，才可以像正常人一样活动。

（3）处于恢复期的急性肝炎患者，要以不感到疲劳为度进行一些平和的运动，如散步、太极拳等，且要控制活动时间；不能进行剧烈运动和高强度的劳动，否则会令病情反复，甚至使病情恶化。

慢性肝炎患者怎样做自我推拿疗法

（1）肝肿大、疼痛推拿法。

① 按压足三里穴：以拇指或食指端部按压双侧足三里穴。指端附着皮肤不动，由轻渐重，连续均匀地用力按压。此法能疏肝理气，通经止痛，强身定神。

② 揉肝炎穴：下肢膝关节屈曲外展，拇指伸直，其余四指紧握踝部助力，拇指指腹于内踝上2寸之"肝炎穴"处按圆周揉动。此法可疏经通络，补虚泻实，行气止痛。

（2）低热推拿法。

①捏大椎穴：坐位，头略前倾，拇指和食指相对用力，捏起大椎穴处皮肤，作间断捏揉动作。此法能疏经通络，祛风散寒，扶正祛邪。

②掐内外关穴：以一手拇指、食指相对分别按压内关穴和外关穴，用力均匀，持续 5 分钟，使局部有酸重感，有时可向指端放射。此法能通经脉，调血气，气调则低热止。

肝硬化患者适宜采用哪些按摩方法

对于确诊为代偿期肝硬化的患者，要保证生活规律，起居有节，冷暖适度。可参加轻体力劳动，但要注意劳逸结合，避免中、重度体力劳动；对于失代偿期肝硬化患者，更要注意休息，有并发症者必须绝对卧床或住院治疗。

在恢复期内，患者可根据病情适当进行保健按摩以达到健身目的。

（1）酒精性肝硬化保健按摩法。

按摩部位：主要按摩胸部。

按摩方法：用双手自上而下抹过胸部，一般开始时用力轻，中间重，结束时轻，如此反复约 30 次。

功效：清心宁神，畅通血脉，能加速酒精在肝脏内的代谢分解。

（2）肝纤维化肝硬化保健按摩法。

按摩部位：主要按摩两侧胸肋。

按摩方法：右手抬起，肘关节弯曲，手掌尽量上提，以手掌根部着力于腋下，自上而下推擦，用力要稳，由轻渐重。推进速度要缓慢均匀,动作有一定规律。反复推擦数十次,以温热舒适为宜。

功效:疏肝理气,散结消肿。

(3)宽胸顺气保健按摩法。

按摩方法:仰卧,双手五指略分开,形如梳状,从胸正中向两肋侧,分别沿肋骨走向梳理,要求双手对称,用力和缓,避免损伤皮肤表面。女性患者不宜用此法。

功效:疏经通络,宽胸顺气,可缓解胸肋胀闷。

肝病患者的饮食调养

通过饮食调养供给肝脏充足的营养，能促进肝糖原的合成，保护肝细胞，并增加其再生能力。

各类肝病患者的饮食调养原则

肝炎患者的饮食调养应遵循什么原则

肝炎是一种常见的疾病，一旦患病，就会影响消化及体内营养物质的代谢。因此，肝炎患者的饮食，不仅直接影响肝脏功能的恢复，也会影响全身的营养状况，应引起足够的重视。对肝炎患者的饮食调养，应特别注意蛋白质、糖类、维生素及脂肪的供给量。具体来说，肝炎患者的饮食应注意以下几点：

（1）增加蛋白质。肝脏是体内蛋白质分解和合成的重要器官，肝脏发生病变，影响消化酶的分泌，使胃肠蠕动减弱，食物的消化吸收受阻，蛋白质的吸收、合成减少。患肝病时，自身蛋白质分解加速，大量蛋白丢失，血浆蛋白下降，使受损的肝组织难以修复，易因低蛋白而出现局部水肿及腹水。因此，应摄入充足的蛋白质。进食时，既要注意蛋白质的量，还要从质的方面加以选择。在高蛋白质食物中，必须选用含氨基酸丰富的食物，如蛋类、牛奶、瘦肉和豆制品，而含脂肪过多的肥肉进食后不易消化，易产生胀闷感，不宜食用。

（2）适量摄入糖类。肝炎患者由于食欲减退，进食量少，血糖浓度下降,易出现面色苍白、心悸出汗、倦怠乏力等低血糖反应。糖类是人体热量的主要来源,补充糖类,如葡萄糖、蔗糖、蜜糖、水果汁等,可有效防止低血糖反应。此外,糖具有利尿、解毒的作用,有助于黄疸的消退和肝功能的恢复。需要注意的是,摄入过多的糖分,会影响胃酸及消化酶的分泌,从而降低食欲。糖类容易发酵,产生大量气体,易导致腹胀,尤其患者脾胃功能减退,出现腹胀、食欲减退、舌苔厚腻时,更不宜过多食糖。同时,糖代谢过程比脂肪迅速,会取代脂肪分解,导致脂肪蓄积,易发胖或产生脂肪肝,影响肝炎的治疗。因此,对于肝炎患者的糖量供给,应适量增加,但不宜过量。

(3)补充维生素。肝脏受损害时,维生素摄入和合成减少,且消耗增加,以致缺乏,故必须适当补充 B 族维生素、维生素 A 及维生素 C 等。动物肝脏、小麦、花生、豆芽及新鲜蔬菜、水果中都含有丰富的 B 族维生素;维生素 A 的主要食物来源有胡萝卜、绿色蔬菜、牛奶、鱼肝油、动物肝脏等;维生素 C 的主要食物来源有新鲜蔬菜、水果,尤其是山楂、柑、橙等。因此,急性肝炎患者可多食上述蔬菜、水果、肉类,以保证机体所需的维生素。

(4)限制脂肪摄入。脂肪是人体热量的主要来源,并可提供某些脂肪酸和脂溶性维生素,而且可以促进食欲,一般患者每日可食脂肪 40~60 克。脂肪代谢需要肝脏分泌的胆汁,凭借胆汁才能将脂肪分解成能够吸收的微粒。但患有急性肝炎时,由于肝脏炎症导致胆汁分泌不足,从而使脂肪的分解和吸收能力下降,大量食用高脂肪的物质,强迫肝脏分泌胆汁,会增加肝脏的负担,使病情加重。因此,处于急性肝炎期的患者,应当少食含有脂肪的食物,以患者能耐受又不影响食欲及消化为度。在黄疸消退、食欲增加时,可食用易消化的含胆固醇少的脂肪,如植物油、奶油等,如果摄入过多则会影响脾胃功能,以致出现腹胀、腹泻等症状,同时肝细胞内脂肪沉着会妨碍肝糖原的合成,日久可导致脂肪肝,并会影响肝细胞的生理功能。

脂肪肝患者的饮食调养应遵循什么原则

饮食调养是脂肪肝患者的基本治疗措施。通过合理改变膳食种类及数量,既能保证儿童及青少年患者的正常生长发育,维持成年患者正常体力和生理功能,又能在最大程度上使脂肪肝及基础疾病得到有效控制。因此,饮食调养既是治疗手段,也是预防脂肪肝进一步恶化的重要措施。脂肪肝患者的饮食调养原则如下:

(1)合理控制热能摄入量。糖类、蛋白质和脂肪为食物中的能量来源,其需要量要根据患者的年龄、性别、体重和劳动程度而定。能量摄入量不足,就无法保证儿童、青少年正常的生长发育及维持成年人的正常体力和生理功能,而摄入过高能量会使患者体重增加,脂肪合成增多,从而加速肝细胞脂肪变性。因此,合理控制每日热量的摄入量,对治疗脂肪肝十分重要。

(2)增加蛋白质供给量。高蛋白质膳食可避免体内蛋白质消耗,有利于肝细胞的修复和再生。蛋白质中的许多氨基酸都有抗脂肪肝作用。高蛋白质提供胆碱、蛋氨酸等抗脂肪因子,使肝内脂肪结合成脂蛋白,有利于将其顺利运出肝脏,防止肝内脂肪浸润。因此,脂肪肝患者应适量增加蛋白质供应量，按每日每千克体重 1.5～1.8 克供给或每日总摄入量 90～120 克为宜，其中优质蛋白质应占 35% 以上。供给蛋白质的食物可选用瘦肉类、鱼虾类、牛奶、鸡蛋清及少油豆制品等。

（3）适量摄入糖类饮食，限制单糖和双糖的摄入。高糖类，尤其是高蔗糖营养，可增加胰岛素分泌，促进糖转化为脂肪，较易诱发肥胖、脂肪肝、高脂血症及龋病等。脂肪肝患者应摄入低糖食品，禁食富含单糖和双糖的食品，如高糖糕点、干枣、糖果及冰淇淋等。一般人需糖量为每日每千克体重 2～4 克。糖类的主要来源为米、面等主食。

（4）限制脂肪摄入。脂肪中的必需脂肪酸参与磷脂的合成，能使脂肪从肝脏中顺利运出，对预防脂肪肝有利。但食入过高的脂肪可使热量增高，不利于改善病情。因此，应供给适量脂肪，每日 40～50 克为宜。烹调用油应使用植物油，植物油不含胆固醇，而所含谷固醇、豆固醇和必需脂肪酸都有较

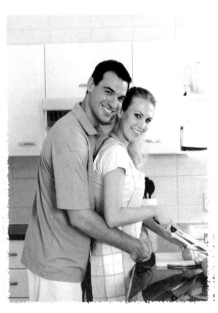

好的去脂作用，可阻止或消除肝细胞的脂肪变性，对于治疗脂肪肝有利。对含胆固醇高的食物，如动物肝脏、鱼子、蛋黄、脑髓等，应适当限制。

（5）补充维生素。患肝病时肝脏贮存维生素能力降低，如不及时补充，就会引起体内维生素缺乏。为了保护肝细胞和防止毒素对肝细胞的损害，脂肪肝患者应多食富含各种维生素的食

肝病的治疗与调养

物,如新鲜蔬菜、水果、菌藻类等。

（6）补充微量元素硒。硒与维生素 E 联用,有调节血脂代谢、阻止脂肪肝形成及提高机体氧化能力的作用,对高脂血症也有一定的防治作用。动物性食物如肝、肾、肉、蛋和海产品等都含有丰富的硒。

（7）增加膳食纤维摄入量。膳食纤维可促进肠道蠕动,有利于排便;它与胆汁酸结合,增加粪便中胆盐的排出量,有降低血脂和胆固醇的作用;它可降低空腹血糖水平,改善糖耐量曲线,还可增加饱腹感,防止饮食过量,有利于控制患者的饮食。脂肪肝患者的膳食纤维摄入量可从每日 20 ~ 25 克增至 40 ~ 60 克。膳食纤维的主要来源为粗杂粮、干豆类、海带、蔬菜和水果等。

肝硬化患者的饮食调养应遵循什么原则

肝硬化是一种常见的慢性进行性肝脏疾病。肝硬化患者一般食欲较差,消化功能下降。因此,妥善安排肝硬化患者的饮食,保证患者的合理营养,是肝硬化治疗过程中举足轻重的事。肝硬化患者在进行饮食调养时,要注意以下几个方面:

（1）饮食宜多样化、易消化。肝硬化患者的消化功能一般都有所下降,食欲不振,所以应注意食谱的变化,选择一些患者喜爱的食物,讲究烹饪方法,可以增加患者的食欲。应避免食用带刺、带骨以及芹菜、韭菜、黄豆芽等含粗糙纤维的食物,更不能食用硬、脆的干制食品,以防止刺伤食道造成破裂出血。伴有食管静脉曲张者宜给予流质饮食,如菜泥、肉糜、烂饭等。上消化道出血时应禁食。

（2）少食多餐。肝硬化患者的消化能力降低，每次进食不宜过量，以免加重肝脏负担。要少食多餐，尤其是在出现腹水时，更要注意减少进食量，以免增加饱胀不适的感觉。

（3）保证充足的热量。充足的热量可减少蛋白质的消耗，减轻肝脏负担，有利于组织蛋白的合成。肝硬化患者每日摄入热量以 10450 ~ 11704 千焦（2500 ~ 2800 千卡）较为适宜。若按体重计算，每日每千克体重需热量 104.5 ~ 167.2 千焦（35 ~ 40 千卡）。

（4）适量供应糖类。充足的糖类可保证肝脏合成并贮存肝糖原，防止毒素对肝细胞造成损害。但是，过量进食糖类，不仅影响食欲，而且容易造成体内脂肪堆积，诱发脂肪肝及动脉硬化等症，患者体重也会日渐增加，进一步加重肝脏的负担，导致肝功能下降。每日供给糖类 300 ~ 500 克为宜。

（5）适量的蛋白质。较高的蛋白饮食对保护肝细胞、修复已损坏的肝细胞具有重要的意义。当血浆蛋白过低而引起腹水和水肿时，可适当增加蛋白质供应量。而在肝功能严重受损或出现肝昏迷先兆症状时，则不应给予高蛋白质饮食，而要严格限制进食蛋白量，以减轻肝脏负担和减少血中氨的浓度。一般每日供给 100 ~ 120 克为宜。血浆蛋白减少时，必须大量补充蛋白质，每日每千克体重可供给 1.5 ~ 2 克，有腹水或使用糖皮质激素治疗者可增至每日每千克体重 2 ~ 3 克。

（6）脂肪摄入不宜过多。禁用动物油，可采用少量植物油。肝硬化患者的肝脏胆汁合成及分泌均减少，使脂肪的消化和吸收受到严重影响。进食过多的脂肪后，脂肪会在肝脏内沉积，不仅会诱发脂肪肝，而且会阻止肝糖原的合成，使肝功能进一步减退。一般来说，每日以 40 ~ 50 克为宜。

（7）补充维生素。B族维生素对促进消化、保护肝脏和防止脂肪肝有重要生理作用。维生素C可促进新陈代谢并具有解毒功能。脂溶性维生素A、维生素D、维生素E对肝脏都有不同程度的保护作用。

（8）摄入适量的矿物质。肝硬化的患者普遍血锌水平较低，尿锌排出量增加，肝细胞内含锌量也降低，应适当食用猪瘦肉、牛肉、蛋类、鱼类等含锌量较多的食物。为了防止镁离子缺乏，应多食用绿叶蔬菜、豌豆、乳制品和谷类食物。

（9）食盐摄入要适量。食盐的每日摄入量以不超过1.0～1.5克为宜，饮水量应限制在2000毫升以内。对于严重的腹水患者或水肿者，每日食盐的摄入量应严格控制在500毫克以下，水的摄入量在1000毫升以内。

（10）忌食刺激性食物。酒精主要通过肝脏进行代谢，饮酒会加重功能本已减退的肝脏的负担，所以应绝对禁止饮用含有酒精的饮料。此外，还应禁忌其他刺激性食物，如辣椒、芥末等。肝病患者虽然多吃蔬菜和水果有益，但应防止过多食用对肝脏有损害的食物，如扁豆、萝卜、蒜、洋葱、菠菜等，因为这类食物中含有醚油类物质，易对肝脏和胆囊产生不良刺激。

酒精肝患者的饮食调养应遵循什么原则

酒精肝患者常合并蛋白质热量不足和多种维生素缺乏，身体营养状态的改变与酒精肝的预后密切相关，因此饮食调养对改善酒精肝的预后十分重要。当然，饮食调养和一切治疗的前提是，酒精肝患者必须戒酒。酒精肝患者的饮食应注意以下几点：

（1）摄入高能量、高蛋白、高维生素的饮食，以改善营养不良的身体状况。酒精肝患者每日应摄入每千克体重146.3千焦（35千卡）以上的热量。高蛋白质饮食，可从每日每千克体重0.5克，逐渐增加到每日每千克体重1.0～1.5克。高维生素饮食应包括B族维生素等多种维生素。

（2）严格限制脂肪摄入。脂肪的热量以占总热量的15%～20%为宜。膳食应富含不饱和脂肪酸和必需氨基酸，富含支链氨基酸的辅助治疗并无必要。

（3）对需要逐步戒酒者，应减少深海鱼油等多不饱和脂肪酸的过量摄入，以免加剧酒精性肝损伤。

肝癌患者的饮食调养应遵循什么原则

肝癌在消化道肿瘤中恶性程度高、进展快，一旦确诊，要采取积极的治疗手段，尽早手术治疗，并采取化疗。无论是术前或术后都要加强营养，减少机体的热量消耗。肝癌患者的饮食应注意以下几点：

（1）平衡饮食。肝癌患者身体消耗较大，必须保证充足的营养。衡量患者营养状况的好坏，最简单的方法就是能否维持体重。而要使体重能维持在正常水平，最好的办法就是保持平衡膳食，要求患者多食新鲜蔬菜，尤其是绿叶蔬菜。

（2）饮食宜清淡，易消化。肝癌患者多有食欲减退、恶心、腹胀等消化不良症状，故应进食清淡、易消化食物，如酸梅汤、鲜橘汁、果汁、姜糖水、面条汤、小米粥等，以助消化，同时可止痛。进食切勿过凉、过热、过油腻。

（3）增加蛋白质。肝癌患者应多吃富含蛋白质的食物，尤其是优质蛋白质，如瘦肉、蛋类、豆类、奶类等，以防止白蛋白减少。但是在肝癌晚期，肝功能不佳时，要控制蛋白质的摄入，以免诱发肝性脑病。

（4）控制脂肪。高脂肪饮食会影响和加重病情，而低脂肪饮食可以减轻肝癌患者恶心、呕吐、腹胀等症状。肝癌患者食欲差，进食量少，如果没有足量的平衡膳食，必须提高膳食的热量和进食易于消化吸收的脂肪、甜食，如蜂蜜、蜂王浆、蔗糖以及奶油、植物油等。

（5）补充维生素。维生素 A、维生素 C、维生素 E、维生素 K 等都有一定的辅助抗肿瘤作用。因此，肝癌患者应多吃动物肝脏、胡萝卜、菜花、黄花菜、白菜、无花果、大枣、萝卜、南瓜、竹笋、芦笋、苹果、乌梅、猕猴桃等富含维生素的食物。

（6）补充无机盐。营养学家研究发现，硒、镁、铜、铁等无机盐具有抗癌作用。因此，肝癌患者应多吃含有微量元素的食物，如香菇、芦笋、玉米、海藻、海带、紫菜、海鱼、蛋黄、动物肝脏、糙米、豆类、全麦面、坚果、南瓜、大白菜、人参、枸杞子、山药、灵芝等。

（7）注意滋补。手术后，肝癌患者多因伤及气血而致全身乏力、四肢酸软、纳差自汗，应以益气养血为主。可食用鲫鱼汤、乌鸡汤、人参茶、桂圆、银耳等，忌食坚硬生冷食物。肝癌晚期患者多处于全身衰竭状态，进食困难，应以扶正为主，除增加营养外，宜常用西洋参或白人参泡水饮用以增强各脏器功能。

各类肝病患者食物宜忌

肝病患者适宜食用的食物

◆ 大米

大米性平，味甘，具有补中益气、健脾养胃、通血活脉、强身健体的功效，经常食用，可使人身体健康，容光焕发。米粥和米汤具有补脾、养胃、益肝、滋阴、润燥的功效，并能刺激胃液的分泌，有助于食物的消化。

肝病患者多有不同程度的消化道症状，如食欲不振、腹胀、恶心、呕吐等，此时应以多糖、多维生素、易消化的清淡饮食为主。大米的主要成分为糖分，不仅易于消化，而且可为肝病患者提供所需的营养。米粥和米汤还可增进肝病患者的食欲，所以大米可作为肝病患者的理想食品。

◆ 薏苡仁

薏苡仁又叫薏米、苡米、薏仁、六谷子等。薏苡仁在我国栽培历史悠久，是古老的药食俱佳的粮种之一。薏苡仁的营养价值很高，有"世界禾本科植物之王"的美誉。

薏苡仁性微寒,有健脾、去湿、利尿的功效,适用于湿热、脾虚腹泻、肌肉酸痛、关节疼痛等症。现代医学认为,薏苡仁可增强人体激素的调节能力,增加机体免疫功能,增强肾上腺皮质功能,抑制艾氏腹水癌细胞增殖,是一种理想的抗癌保健食品。更可贵的是薏苡仁还具有抗老防衰的作用,经常食用可延年益寿。此外,薏苡仁油还有兴奋呼吸,使肺血管扩张,缓解肌肉及末梢神经挛缩和麻痹的作用。

◈ 大豆

大豆中含有多种人体必需氨基酸,还含有丰富的无机盐及卵磷脂。这些营养成分,均为肝炎康复的必需营养物质。

专家研究表明,卵磷脂对人和动物的肝脏具有保护作用。它不仅可以防止肝功能异常,还可以起到保护肝脏不受酒精侵害的作用,从而有效地降低了酒精性肝硬化、酒精性脂肪肝的发病率。此外,大豆卵磷脂有一定的乳化作用,能够保护肝细胞、促进肝细胞的活化和再生,从而增强肝脏功能。而用大豆加工的豆腐、豆腐皮、豆浆、腐竹等,所含蛋白质等营养成分在人体的消化率可达 90% 以上,可以制成多种美味佳肴及食疗药膳,帮助肝病患者调节营养,改善病情。

◈ 红小豆

红小豆味甘、酸,性平,具有消水利肿、解毒排脓、利湿退黄等功效,适用于水肿腹满、脚气水肿、热毒痈疮、乳痈、丹毒、肾炎水肿、肝硬化、肝腹水等症。

红小豆与鲫鱼、鲤鱼配合,不仅可制成美味可口的汤羹和菜肴,还可增强利尿退黄疸的功效,对急性乙肝出现的黄

肝病的治疗与调养

疸，有良好的食疗作用；对肝炎后肝硬化腹水也有明显的利水消肿的效果。此外，红小豆独特的色泽，诱人的口味，还有助于增进肝病患者的食欲，促进患者胃肠道消化和吸收。

◈ 冬瓜

冬瓜含钠量低，是一种温和的利尿剂，冬瓜皮更为中医常用的利尿消肿良药。经常食用冬瓜，不仅可满足肝病患者的多种营养需求，还能对急性肝炎湿热内蕴型患者起到清利湿热、消退黄疸的作用；对肝炎后期肝硬化、肝腹水患者具有一定的利尿消肿功能，食用冬瓜皮效果更佳。

◈ 胡萝卜

胡萝卜有补中健脾、下气化滞、补肝明目、益肺润燥、壮阳、利尿、杀虫的功效，适用于消化不良、小儿疳积、咳嗽、夜盲症、便秘等症。

胡萝卜含有多种胡萝卜素，它们进入人体后，在人的肝脏及小肠黏膜内经过酶的作用，其中有50%可转化成维生素A。维生素A具有补肝明目的作用，并可防止上皮细胞发生癌变。胡萝卜还含有甘露醇，它是一种低渗性、具有利尿作用的化合物，可使血液中渗透压增高，以便肠道中过多的水分重新吸收到血液中，由肾脏排出，因而可有利于治疗腹泻、肝腹水。

◈ 西红柿

西红柿含有丰富的维生素、胡萝卜素、蛋白质、脂肪、膳食纤维以及多种矿物质等。每人每天吃2~3个西红柿，就可以补偿其全天的维生素和矿物质消耗。西红柿中含有大量果酸，果酸可保护维生素 C 在烹调的过程中不被破坏，因此煮熟的西红柿中也能保存较多的维生素 C。肝病患者经常食用西红柿，可大量补充维生素和无机盐，有利于肝细胞的修复和凝血因子的再生。

西红柿中的番茄红素和胡萝卜素具有防癌、抗癌的作用。西红柿还含有一种叫做番茄素的物质，它不仅有助于消化，还具有利尿消肿的功效，对肝病患者食欲不振和急性期出现的皮肤黄疸，具有极佳的食疗效果。

◈ 菜花

菜花性凉，味甘，具有增进食欲、帮助消化、生津止渴的功效。菜花中所含的维生素 C，能促进人体生长发育，并能增强肝脏的解毒功能，提高机体免疫力，还可防治感冒及预防坏血病的发生；所含的维生素 K，有利于皮肤外伤的治疗和恢复；所含的黄酮类物质，能阻止胆固醇氧化，防止血小板凝结，因而可降低心脏病与卒中的发病率。

◈ 菠菜

菠菜有清热除烦、敛阴解渴、润燥通便、滋阴平肝、畅通血脉的功效，适用于高血压、头痛、目眩、风火赤眼、便血、消渴、便秘等症。

菠菜所含有的胡萝卜素可在人体内转变成维生素 A，维护正常视力和上皮细胞的健康。经常食用菠菜，可起到增强人体的免疫力、促进儿童的生长发育、防治夜盲症的作用。

菠菜中所含的酶可促进胃和胰腺的分泌和消化功能，具有润肠导便的作用；所含的大量膳食纤维，可促进肠道蠕动，防治便秘；菠菜所含的铁质对缺铁性贫血有较好的辅助治疗作用；菠菜中所含微量元素，能促进人体新陈代谢。

◼ 莼菜

莼菜的黏液质有较好的清热解毒作用，能抑制细菌生长，食之清胃火，泻肠热。莼菜中含有丰富的维生素 B_{12}，它是细胞生长分裂及保持维生素细胞髓鞘完整所必需的成分，对于防治恶性贫血、肝炎及肝硬化等病症有一定功效。

莼菜含有一种酸性杂多糖，它不仅能够增加免疫器官——脾脏的重量，而且能明显地促进巨噬异物，是一种较好的免疫促进剂，可以增强机体的免疫功能，预防疾病，对某些肿瘤也有较强的抑制作用。

◼ 莴苣

莴苣（莴笋）的营养较为丰富，含有蛋白质、脂肪、碳水化合物、膳食纤维、胡萝卜素、维生素 B_1、维生素 B_2、维生素 C、钙等成分。莴笋中还含有一定量的微量元素锌、铁；所含的钾离子也很丰富，约是钠盐中钾含量的 27 倍。肝病患者食用莴笋，有利于补充营养，改善病情。

莴笋有清热利尿、消积下气、增进食欲、宽肠通便、通乳的功效，适用于食欲不振、大便秘结、小便不利、消化不良、食积停滞、消渴、尿血、产后乳汁不通等症。

莴笋略带苦味，可刺激消化酶分泌，有增进食欲的作用；其乳状浆液食用后可增强胃液和胆汁的分泌，从而促进各消化器官的功能，对消化功能减弱、便秘患者均有非常好的治疗作用。莴笋中含有一种叫芳烃羟化脂的物质，能分解食物中的致癌物质亚硝胺，防止癌细胞的形成，对肝癌和胃癌等有一定的预防作用。

◈ **山药**

山药味甘，性平，具有补脾养胃、补肾涩精、养阴生津的功能，适用于慢性肝病脾虚泻泄、腰膝酸软、纳呆腹胀等症。如与鸡内金同用，还有消积化滞的功效，适用于小儿肝脾肿大症。因其具有养阴生津的功效，常用于肝源性糖尿病的防治。

在治疗急性肝炎中，山药多与其他扶正祛邪药配伍，可起到协同作用。如配合黄芪、太子参等药物共用，可治疗乙型慢性活动性肝炎，具有促进人体细胞免疫、体液免疫和淋巴细胞转化率，改善肝细胞营养和肝内微循环，促使肝细胞再生，抑制 HBV 血清抗原等作用，对自觉症状改善、肝功能恢复、γ-球蛋白、γ-GT、抗原抗体五项指标的改善均有较明显效果。

◈ **苜蓿**

苜蓿性平，味苦，具有舒筋活络、清热利湿、利大小肠、治双目黄赤、下膀胱结石等作用，适用于湿热黄疸、尿路结石及夜盲症等。

苜蓿中含有丰富的维生素 K。维生素 K 可促进肝脏合成凝血因子，肝脏代谢中许多环节要靠维生素 K 参与和激活，在氧化磷酸化过程中起着重要的作用。此外，维生素 K 可延缓肾上腺皮质激素在肝脏中的分解，间接起到增强肾上腺皮质激素的作用，对降黄疸和降酶均有一定的作用，尤其对重型肝炎有出血者效果显著。

◈ 梨

梨性甘，味凉，归入肺、胃经，有润肺清燥、止咳化痰、养血生肌的作用。对急性气管炎和上呼吸道感染的患者出现的咽喉干、痒、痛、音哑、痰稠、便秘、尿赤均有良好疗效。

近年来，科学家还指出，吃梨对高血压、心脏病患者也大有裨益。因梨能降低血压，清热镇静，减轻头晕目眩、心悸耳鸣等症状。梨的营养丰富，能保护肝脏，帮助消化，所以也常作为肝炎和肝硬化的辅助治疗食品。

◈ 西瓜

西瓜除不含脂肪和胆固醇外，几乎含有人体所需的各种营养成分，是一种极有营养又极为纯净的水果。

西瓜有清热解毒、生津止渴、除烦、解暑、利尿降压的功效，适用于中暑与温热病引起的烦渴、心火上炎、口舌生疮、咽喉肿痛、尿道炎、泌尿系统结石、高血压等症。西瓜皮被中医称为"西瓜翠衣"，既是清热解暑、生津止渴的佳品，又是治疗闪腰岔气的良药。西瓜皮经过加工，又可制成有名的中成药"西瓜白霜"和"西瓜黑霜"：西瓜白霜是治疗咽喉肿痛的良药；西瓜黑霜可用于治疗慢性肾炎水肿和肝硬化腹水。

现代研究证明，西瓜汁及皮中所含的无机盐类，有利尿作用；所含的配糖体，具有降压作用；所含的蛋白酶，可把不溶性蛋白质转化为可溶性蛋白质。因此，西瓜可称为治疗肝炎的天然"良药"。

◈ 甜瓜

甜瓜有清热解暑、止渴除烦、利尿、益肾保肝、化痰、排脓的功效,适用于中暑、烦热口渴、二便不利等症。

甜瓜中含有可以将不溶性蛋白质转化为可溶性蛋白质的转化酶,可帮助肾病患者吸收营养,以实现早日康复;甜瓜蒂所含的葫芦碱能减轻慢性肝损伤,保护肝脏,可用于辅助治疗黄疸及肝硬化;甜瓜汁对于防治软骨症有一定的治疗作用;甜瓜籽可用于治疗肺脓疡、咳嗽、慢性支气管炎等症。

◈ 李子

李子味甘、酸,有清热、生津、利水、健胃、祛肝火的功效,适用于虚劳内热、消渴、腹水、小便不利、消化不良等症。

李子能促进胃酸和胃消化酶的分泌,并能促进胃肠蠕动,因而有改善食欲、促进消化的作用,尤其对胃酸缺乏、食后饱胀、大便秘结者有效。新鲜李子中的丝氨酸、甘氨酸、脯氨酸、谷酰胺等氨基酸,有利尿消肿的作用,对肝硬化有辅助治疗作用。另外,常吃李子还有养颜美容、润滑肌肤的效果。

◈ 大枣

大枣含有蛋白质、脂肪、膳食纤维、碳水化合物、维生素C、维生素E、钾、钠、镁、氯等营养成分。鲜枣中维生素C的含量极为丰富,是苹果的50倍以上,是梨的75倍以上,故大枣有"天然维生素C丸"之称;大枣中维生素E的含量也是百果之冠;此外,大枣中维生素P的含量也十分丰富。专家研究证明,大枣有补中益气、养血安神、保护肝脏的功效,适

肝病的治疗与调养

用于脾胃虚弱、食少便溏、倦怠无力、气血不足、过敏性紫癜等症。

肝病患者都有不同程度的食欲不振、厌油腻等消化道症状，对水溶性和脂溶性维生素都有一定影响，而且肝细胞的修复、凝血因子的补充也需要较多的维生素。肝病患者可通过食用大枣，补充机体所需的维生素，并保护肝脏。

◈ 花生

花生有润肺、和胃、补脾、通乳、降压、通便等功效，适用于燥咳、反胃、水肿、脚气、乳汁不足、贫血、便秘、失眠多梦等症。

花生红衣富含止血素，能对抗纤维蛋白的溶解，具有良好的止血作用。可用于治疗各种内外出血症，能使受损的肝脏血管得到修复与保护。

◈ 枸杞子

枸杞子既可作为坚果食用，又是一味功效卓著的传统中药材，自古以来就是滋补养生的佳品。枸杞子可以提高机体免疫力，具有补气强精、滋补肝肾、抗衰老、消渴、暖身体、抗肿瘤的功效，故有"却老子"之称。

枸杞子中含有一种有效成分——甜茶碱，有抑制脂肪在肝细胞内沉积，促进肝细胞再生的作用。对于肝病患者来说，枸杞子中的甜茶碱能防止肝脏内过多的脂肪贮存，有防治脂肪肝的作用。枸杞叶中所含的叶绿素有助于肝脏解毒，同时还能改善肝功能。因此，慢性肝病患者，尤其是脂肪肝患者，不妨经常食用枸杞子。

◈ 香菇

香菇味甘,性平,有健脾和胃、理气化痰、止血、抗肿瘤的功效,适用于胃炎、食欲减退、大便秘结、坏血症、肿瘤等症。

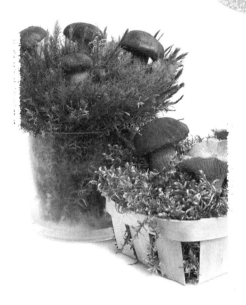

香菇所含的特殊氨基酸,能使尿蛋白明显下降,对多种肾脏病都有一定的辅助治疗作用;所含的麦角甾醇,在紫外线照晒下,可转化为维生素 D_2,促进钙质吸收,并有助于增强人体抵抗疾病的能力。

香菇中还含有一种高纯度、高分子结构的葡聚糖,即香菇多糖。葡聚糖具有抗病毒、诱生干扰素和保护肝脏的作用。乙肝患者经常食用,不仅能够提高机体免疫力,降低丙氨酸氨基转移酶,还可以防止病情进一步发展。

◈ 金针菇

金针菇性寒,味咸而滑润,有利胆舒肝、抗瘤、抗癌的功效,适用于肝炎、胃肠溃疡、高血压、高胆固醇、儿童智力低下等症。

金针菇中含有丰富的锌,可有效地促进儿童大脑发育,起到益智健脑的作用。金针菇中有一种称为金针菇素(朴菇素)的物质,具有抗癌作用。成年人尤其是老年人,如长期食用金针菇,不仅可预防和治疗肝炎及胃溃疡,还可降低胆固醇,防止高血压、心脑血管疾病的发生。

肝病的治疗与调养

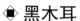

◈ **黑木耳**

黑木耳有止血活血、润肺健身、利肠通便、滋阴润燥等功效,适用于肠风下血、血痢、血淋、崩漏、痔疮出血、大便干结、牙痛、眼底出血、脑血管病、冠心病、跌打损伤等症。

黑木耳含铁量极高,是一种极佳的天然补血食物。常吃黑木耳,可防治缺铁性贫血,还可养血养颜,令人肌肤红润,散发活力。黑木耳含有的胶体吸附力极强,可把残留在人体消化道系统里的灰尘、杂质吸附集中起来,并随着大便排出体外,从而起到清胃涤肠的作用。

黑木耳的提取物可提高巨噬细胞活性,增强吞噬细胞的功能,抗肝癌、食管癌、子宫癌等效果明显。

◈ **海带**

海带性味咸寒,具有软坚散结、消痰平喘、通肠利水、祛脂降压等功效,适用于痈肿、小便不畅、水肿、哮喘、高血压等症。

海带含碘丰富,碘是甲状腺素的主要成分,故经常食用海带,有防治甲状腺肿大、淋巴结核的功效。海带表面的甘露醇,具有降压、利尿、消肿等功效,可用于治疗脑水肿、肾功能衰退、急性青光眼等症。海带内的褐藻酸钠和纤维素,能刺激肠道蠕动,调理肠道功能,帮助消化,防止大便秘结。同时,它也可用来治疗睾丸肿痛、慢性气管炎和脚气等症。

从海带中提取的F-岩藻多糖有治疗肝硬化等疾病的作用。科研人员在人体肺细胞的培养菌株中添加F-岩藻多糖,结果生产出能大量增强肝细胞新陈代谢能力的蛋白

质"HGF",这种蛋白质对肝硬化、肝功能衰竭等肝病有显著
疗效。

◈ 鸡蛋

鸡蛋营养极为丰富,含蛋白质 10%～15%,并且是天然食品中最优质的蛋白质;含脂肪 11%～15%,脂肪中不饱和脂肪酸含量较高,容易被人体吸收;含维生素 B_2 约 15%。此外,还含有碳水化合物、维生素 A、维生素 B_6、钙、磷、钾等多种成分。蛋黄中还含有一定量的卵磷脂和卵黄磷蛋白。这些营养成分对维护肝细胞的正常功能,保持其代谢活性具有十分重要的作用。

◈ 鱼类

鱼类蛋白质的氨基酸组成与人体组织蛋白质的组成相似,富含优质蛋白质,食疗价值很高。此外,鱼肉的肌纤维比较纤细,组织蛋白质的结构松软,水分含量较多,肉质细嫩,易为人体吸收利用,对老年人、儿童、肝病患者尤为适宜。

专家研究表明,在鱼类脂肪中含有一种物质叫二十碳五烯酸(EPA)。这是一种不饱和脂肪酸,主要存在于含油多的鲑鱼、沙丁鱼、鲭鱼、鲥鱼、鳊鱼之中。这种脂肪酸熔点低,其消化吸收率一般可达 95% 以上,不仅有利于肝病患者吸收利用,而且可以防止低密度胆固醇在血管中沉积,防止动脉粥样硬化症和冠心病的发生。近年又一项科学研究表明,人体肿瘤可产生一种具有类似激素功能的蛋白,这种蛋白经血液到达体内脂肪组织后直接使脂肪组织分解。EPA 通过直接阻止这一肿瘤蛋白,可使肿瘤患者消瘦的过程得到逆转。

由此可见，多吃鱼类对肝病患者大有裨益。需要注意的是，肝硬化患者体内凝血因子生成出现障碍，血小板数本来就较低，如果进食含 EPA 的鱼类，血小板凝集作用减低，容易引起出血。

◈ 牡蛎

牡蛎肉内含有人体必需的 10 种氨基酸、牛磺酸、糖原、多种维生素和海洋生物特有的活性物质。除此之外，牡蛎中还含有丰富和比例适当的锌、铁、铜、碘、硒等微量元素。牡蛎壳则含有 80% ~ 90% 的碳酸钙，少量磷酸钙、硫酸钙、镁、铝等无机物，有机物仅占约 1.72%。

现代医药研究表明，牡蛎所含的钙盐能致密毛细血管，以减低血管的渗透性。牡蛎入胃后，与胃酸作用，形成可溶性钙盐而被吸收入体内，起到调节体内电解质平衡、抑制神经肌肉兴奋的作用。牡蛎所制成的药品已被临床上用于免疫力低下性疾病、肝病、高脂血症、动脉硬化、糖尿病、肾脏病、肿瘤等慢性疾病的治疗。

◈ 蛤蜊

蛤蜊肉具有滋阴明目、软坚、化痰的功效。

蛤蜊肉中含有两种特殊的胆固醇，它们兼有抑制胆固醇在肝脏合成和加速排泄胆固醇的作用，从而能使体内胆固醇下降。它们的功效比常用的降胆固醇的药物谷固醇更强。

◈ 醋

醋性温，味甘、酸，有开胃、醒酒、养肝、活血化瘀、消食化积、消肿软坚、解毒杀虫、治癣疮的功效。

在烹饪时适当加醋,可增加菜肴的味道,去除菜肴的异味,还能促进原料中钙、磷等矿物质的溶解,减少原料中维生素 C 的损失,从而提高菜肴的营养价值。多吃点醋可提高胃酸的浓度,促进胃液的分泌,帮助消化和吸收,从而增进食欲。醋还有很强的抑制细菌的能力,短时间内即可杀死化脓性葡萄球菌等,对呼吸道疾病、肠道疾病有很好的预防作用。

◈ 植物油

一般认为,用动物油炒菜烹制菜肴味道甚佳,动物油中所含的维生素 A、维生素 D、维生素 E、维生素 K 等对人体发育都很有利。但动物油含有较多的饱和脂肪酸,在室温下多呈凝固状态且熔点较高,吸收率低。植物油含不饱和脂肪酸,室温下呈液态,熔点低,吸收率高于动物油。且植物油又是人体必需脂肪酸的来源,其所含的人体必需脂肪酸和维生素 E 都较动物油多,因此植物油营养价值高于动物油(除黄油外)。

肝病患者因肝功能损害致肝代谢功能降低,用动物油炒菜太油腻,在消化吸收差、食欲不振的情况下再摄入过多饱和脂肪酸,对有脂肪肝倾向的患者不利,因此食用植物油为宜。

◈ 葱属植物

大蒜、葱、洋葱及其他葱类含有一种特殊辛辣成分,可刺激人体生成谷胱甘肽。谷胱甘肽是肝脏中最有效的抗氧化剂,可帮助肝脏提高解毒能力,排解致癌物质。

◈ 咖啡

咖啡性温，味苦、甘，具有强心利尿、醒脑提神的功效，可治疗肺气肿、嗜睡贪眠、精神疲惫等。

适量饮用咖啡，可减轻日常生活中的各种辐射，如光波、电磁波等对机体产生的不同程度的伤害。科学研究发现，每天饮用一杯咖啡，可起到抑制肝癌的作用。

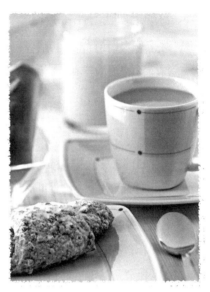

咖啡中所含的咖啡因，有刺激中枢神经、促进肝糖原分解、升高血糖的功能。脑力工作者疲劳时饮用，可使人暂时精力旺盛，思维敏捷；剧烈运动后饮用，有消除疲劳、恢复体力、振奋精神的功效。

◈ 蜂王浆

蜂王浆中含有与人体一致的蛋白质、多种酶，以及钙、锌等丰富的微量元素，有助于修复损伤的肝细胞，促进肝细胞再生。蜂王浆中含 10- 羟基葵烯酸和黄酮类等活性物质，有调节免疫功能、改善脂肪肝、预防肝癌的功效。

肝病患者不宜食用的食物

◈ 秋扁豆

扁豆特别是经过霜打的鲜扁豆，含有大量的皂甙和血球凝集素。进食前应加以处理，用沸水焯或热油煸，直至变色熟透,方可食用。

◈ **鲜芸豆**

鲜芸豆中含皂甙和血球凝集素,前者存于豆荚表皮,后者存于豆中。进食生的或半生不熟的芸豆都易中毒。芸豆中的有毒物质易溶于水中,且不耐高温,熟透无毒。

◈ **鲜黄花菜**

鲜黄花菜中含有一种叫秋水仙碱的有毒物质,食用后被胃酸氧化成二氧秋水仙碱。成人一次吃 50 ~ 100 克未经处理的鲜黄花菜即可中毒。但秋水仙碱易溶于水,遇热易分解,所以进食前用沸水焯过,清水中浸泡 1 ~ 2 小时,便可解毒。晒干的黄花菜无毒,可放心食用。

◈ **青西红柿**

未成熟的青西红柿中含有大量的生物碱,可被胃酸水解成番茄次碱,多食会出现恶心、呕吐等中毒症状。

◈ **发芽的土豆**

土豆贮存时间过长易发芽,发芽的土豆含有一种叫龙葵素的毒性物质,食用后会产生溶血反应,并对中枢神经起到麻痹作用。所以,发芽的土豆不能吃。

◈ **久存的南瓜**

南瓜瓣含糖量较高,经久贮,瓜瓣自然进行无氧酵解,产生酒精,人食用经过化学变化的南瓜会引起中毒。食用久贮南瓜时,要细心检查,散发有酒精味或已腐烂的切勿食用。

◈ 烂姜

生姜腐烂后会产生一种叫黄樟素的物质,它的毒性很强,即使少量的黄樟素被胃吸收后,也会很快进入肝脏,引起肝细胞中毒变性。它对肝病患者损害更大,会加重对肝脏的损害。所以,腐烂生姜不能食用。

此外,生姜含有大量的姜辣素,对人体刺激较大,可造成口干、咽痛、便秘,还会使痤疮加重,排泄时对肾脏也有刺激。所以,肝病患者食姜不可过多。

◈ 葵花子

葵花子是一种许多人都爱吃的零食,但是,肝病患者却不宜多吃葵花子。因为,葵花子中含有大量油脂,大约占5%~50%,且大多是不饱和脂肪酸,如亚油酸等。若食用过量,可使体内与脂肪代谢密切相关的胆碱大量消耗,致使脂肪代谢障碍而在肝内堆积,影响肝细胞的功能,造成肝内结缔组织增生,严重的还可形成肝硬化。

◈ 鲜木耳

鲜木耳含有一种特殊的光感物质,进入人体后,这种物质会随血液分布到人体表皮细胞中,受太阳照射可引发日光性皮炎,暴露皮肤易出现瘙痒、水肿、疼痛,甚至发生局部坏死。这种物质还易被咽喉黏膜吸收,导致咽喉水肿,严重者还会引起呼吸困难,甚至危及生命。晒干后的木耳无毒。

◉ 干海带

干海带含砷量达 35～50mg/kg，而国家规定的标准不得超过 12mg/kg。购回的干海带处理不当会引起砷中毒。海带中的砷化物易溶于水，一般干海带经过 24 小时凉水浸泡后，砷的含量可降至 1mg/kg 以下，完全可以放心食用。需要注意的是，浸泡期间要换水 2 次或 3 次。

◉ 猪肝

民间流传着"以肝补肝"的食疗法，认为肝病患者常吃猪肝或其他动物肝脏可促进康复。然而，科研表明，这种食疗方法非但无益反而后果严重。这是因为动物肝脏尤其是猪肝富含铜元素，对肝病患者来说是一种有危害的食物。

正常人进食含铜的食物，铜离子参与生理生化作用后，多余的铜可与血清氧化酶结合从尿中排出，不会在体内积蓄。而肝病患者由于肝功能低下，不能调节体内铜的平衡，过多的铜在肝脏及脑组织内积聚，可引起黄疸、贫血、肝硬化、腹水，或发生手足震颤、语言不清等症状，严重者可发生肝昏迷甚至死亡。

猪肝含铜丰富，据测定，100 克猪肝含 25 毫克铜。肝病患者进食猪肝，会加速肝病恶化或引起并发症，故肝病患者应忌食动物肝脏尤其是猪肝，同时还要少吃含铜量偏高的食物，如藻类、玉米、豆类、芝麻等。

◉ 甲鱼

肝炎患者，由于胃黏膜水肿、小肠绒毛变粗变短、胆汁分泌失常等原因，其消化吸收功能大大减弱。甲鱼含有极丰富的蛋白质,肝炎患者食用后,不仅难以吸收,而且会加重肝脏负担,使食物在肠道中腐败,造成腹胀、恶心呕吐、消化不良等现象;严重时,肝细胞大量坏死,血清胆红素剧增,体内有毒的血氨难以排出,会使病情迅速恶化,诱发肝昏迷甚至死亡。因此,肝炎患者不宜食用甲鱼。

◈ 糖水罐头

肝脏是各种营养物质代谢的场所,其中糖的代谢占重要地位。一日之内不易多吃糖,吃得过多会使胃肠道的酶分泌发生障碍,影响食欲;糖容易发酵,能加重胃肠胀气,并易转化为脂肪,加速肝脏对脂肪的贮存,促进脂肪肝的发生。罐头食品不仅含糖量高,而且加有一定量的防腐剂,有一定的毒性,会加重肝脏的负担,对肝炎患者有害。所以,肝炎患者不宜多吃糖水罐头。

◈ 腌制食品

萝卜、白菜、雪里蕻等蔬菜中,含有一定量的无毒硝酸盐。腌菜时由于温度渐高,放盐不足 10%,腌制时间又不到 8 天,造成细菌大量繁殖,使无毒的硝酸盐还原成有毒的亚硝酸盐。但咸菜腌制 9 天后,亚硝酸盐开始下降,15 天以后则安全无毒。

◈ 油腻煎炸食品

肝炎患者多吃油腻煎炸等高脂肪食物,可引起消化功能减弱,易致吸收不良性腹泻;此外,过剩的脂肪沉积于肝脏,则形成脂肪肝,可致肝病迁延不愈。因此,肝炎患者应保持以植物性食物或清淡饮食为主,动物性食物为辅。在晚餐时切忌多油、多肉,少吃花生米或高蛋白质的火锅类食物。

◈ 白酒

白酒的主要成分乙醇及其代谢产物乙醛均可直接损害肝细胞,进而使肝细胞变性坏死。因此,肝炎患者不宜饮用白酒,以免使病情迁延或加重,痊愈后饮酒也应加以限制。

◈ 啤酒

啤酒素有"液体面包"之称,可使人获得丰富的维生素和酵母。尽管啤酒中酒精含量仅为 4% ~ 12%,但其中 90% 以上要经肝脏代谢、解毒。恢复期肝炎、慢性肝炎等患者,肝功能刚刚恢复,对乙醇和乙酸代谢所需要的各种酶的活性还较低,分泌量也少。乙醇和乙酸代谢生成的醛,对肝细胞具有直接毒性,同时也影响肝脏对蛋白质、糖原、脂质、胆红质、激素、药物等代谢的功能。肝炎痊愈后,肝脏病理学恢复正常还需半年以上,因此,即使少量饮酒,也会使本来就有实质损害的肝脏受到伤害,从而导致疾病的复发和加重。所以,即使肝功能已恢复正常的患者,在半年内也应少饮或不饮啤酒。

肝病患者个性化药膳调养方案

养肝菜肴

◈ 泥鳅粉

用料：活泥鳅 2000 克。

制法：将活泥鳅放清水中养一天，使其排净肠内废物，次日再把它放入干燥箱内烘干或焙干研末装瓶。温开水送服，每日 3 次，每次 10 克。15 天为 1 个疗程，最多不超过 4 个疗程。

功效：温中益气，清热解毒。适用于肝炎患者。

◈ 五蚕粉

用料：五味子粉 1 克，僵蚕粉 1 克，蝉衣粉 0.5 克。

制法：将以上 3 味调匀，温开水送服。以上为 1 次量，每日 3 次，30 ~ 60 天为 1 个疗程。

功效：保肝降酶。适用于无黄疸型病毒性肝炎，丙氨酸氨基转移酶升高者。

◈ 芫花散

用料：芫花 10 克,甘遂 10 克,大戟 10 克,大枣适量。

制法：将芫花、甘遂、大戟研成细末,清晨空腹取 1.5 克,以大枣 10 枚煎汤送服,得痢止服。如痢而病不除,增至 3 克,但不可久服。

功效：运脾利湿,理气行水。适用于水湿内阻型肝硬化,症见腹胀、恶心、呕吐、小便短少、舌质淡红、苔白、脉细缓者。

◈ 云芝粉

用料：云芝 1000 克。

制法：将干云芝微烘后,研成细末,装入密封防潮的瓶中,备用。每日 2 次,每次 15 克,用蜂蜜水送服。

功效：健脾去湿。适用于肝脾不调型病毒性肝炎患者。

◈ 烤牛脾

用料：黄牛脾 90 克,仙人掌 1000 克。

制法：将仙人掌纵切成 2 片,夹入牛脾。炭火烤熟,弃去仙人掌不用,只食熟牛脾。每日 1 次。

功效：补脾健胃。适用于脾肾阳虚型肝硬化,症见腹部胀满、脘闷纳呆、神疲乏力、肢冷水肿、小便短少等。

◈ 炸洋葱

用料：洋葱 250 克,精盐、鸡精、面粉、植物油各适量。

制法：① 将葱头除去外皮,洗净后,整个葱头横切成圆盘状,放入盘碗。

② 撒入精盐、面粉,拌匀,待用。

肝病的治疗与调养

③ 锅置火上,加植物油,用中火烧至四成热,下葱头片炸数分钟。

④ 炸至将熟时改用大火稍炸,捞出控净油,拌入适当精盐、鸡精,盛入碗中即成。佐餐当菜,随意服食,当日吃完。

功效:活血化瘀,降脂降压。适用于气滞血瘀型高脂血症、脂肪肝伴高血压患者。

◈ **烩双菇**

用料:鲜蘑菇 250 克,香菇 50 克,植物油 50 克,精盐、鸡精、白糖、水淀粉各适量。

制法:① 将鲜蘑菇洗净,备用。

② 将香菇用开水浸发 30 分钟,去蒂洗净,泡香菇水留用。

③ 将锅置火上,注油烧热,倒入香菇煸炒 1 分钟。

④ 投入鲜蘑菇,倒入泡香菇水,调入精盐、白糖,待汤汁微沸时,勾芡,调入鸡精即成。

功效:补气益胃,化痰理气,降血压,降血脂,降血糖。适用于病毒性肝炎、脂肪肝、糖尿病和动脉硬化患者。

◈ **姜汁菠菜**

用料:菠菜 300 克,生姜 25 克,精盐、鸡精、酱油、醋、花椒油、香油各适量。

制法:① 将菠菜择去黄叶,用清水洗净,削去须根,保留红头,切成长段,在开水中焯熟,捞出沥水,装在盘内,晾凉。

② 将生姜洗净后,捣出姜汁,放入碗内,加入精盐、鸡精、酱油、醋、花椒油、香油调汁,把料汁倒在菠菜上,拌匀即成。

功效：通肠胃，生津血，解酒毒。适用于老年便秘、习惯性便秘、痔疮、高血压及酒精性脂肪肝等患者。

◈ 金针芦笋

用料：金针菜 100 克，芦笋 200 克，精盐、鸡精、香油各适量。

制法：将金针菜、芦笋煮熟，改刀后调味即成。

功效：活血通络，利炎消肿。适用于慢性肝炎，症见发热、肝区疼痛、肝功能损害者。

◈ 凉拌鸡块

用料：鲜鸡块 500 克，熟蛋黄 3 个，精盐、鸡精、白糖、醋、香油各适量。

制法：① 将鸡块去皮，用干净毛巾擦净（不宜用水洗，否则易失原味），用盘装好上屉蒸 10 分钟，取出冷却备用。

② 将熟蛋黄放入小碗内加入精盐、白糖，用筷子调匀，边调边下香油。

③ 食用前将鸡块摆放盘中，加入醋、鸡精即可。

功效：温中益气，补精填髓。适宜于肝炎患者。

◈ 凉拌虎杖

用料：虎杖嫩芽 250 克，精盐、鸡精、白糖、香油各适量。

制法：春秋两季于山沟溪边林荫处采下虎杖嫩芽，用沸水烫一下，切成 3 厘米长的小段，码入盘中，加精盐、鸡精、白糖、香油拌和均匀即成。当凉拌菜，随意食用。

功效：活血利湿，清热解毒。适用于高脂血症伴脂肪肝、肝胆病、关节炎、月经不调等病,对肝经湿热型脂肪肝患者尤为适宜。

◈ 糖醋花生

用料:带衣花生米 500 克,香醋 500 克,红糖 50 克。

制法:① 取优质花生米,洗净,晒干或烘干,备用。

② 将香醋倒入有盖大玻璃广口瓶中,加入红糖,搅拌均匀。

③ 放入花生米,加盖,每日振摇 1 次,浸泡 7 日后即可食用。每日 2 次,每次 20 粒,噙入口中,缓缓细嚼咽下。

功效:解毒化痰,益气补虚,散瘀降脂。适用于各种类型的高脂血症、脂肪肝,对中老年脾气虚弱、肝经湿热型脂肪肝患者尤为适宜。

◈ 山楂肉片

用料:猪腿精肉 250 克,山楂片 50 克,荸荠 30 克,鸡蛋清 2 个,葱花、姜末、精盐、鸡精、黄酒、淀粉、植物油各适量。

制法:① 将山楂片洗净,加水煎汁,去渣取汁,备用。

② 将猪腿精肉洗净,切薄片状,放入用鸡蛋清和适量淀粉调成的糊状中。

③ 将荸荠洗净,去外皮切片。

④ 将油锅内烧至六成熟,将肉片糊下油锅炸至浮起,呈黄白色时,加荸荠片熘炒,再入山楂浓汁焖熟,调入黄酒、葱花、姜末,翻炒出味,加精盐、鸡精,再炒几遍即可。

功效:滋阴健脾,开胃消食。适用于高脂血症、高血压、冠心病、脂肪肝等患者。

◈ **芝麻猕猴桃**

用料：猕猴桃 400 克,芝麻 15 克,白糖、淀粉、发酵粉、植物油各适量。

制法：① 将猕猴桃洗净,去皮,切成块。取一只净碗,放入淀粉、水和发酵粉调成糊,待用。

② 炒锅置火上,注油烧热,将猕猴桃挂匀淀粉糊,投入锅内,炸至金黄色时捞出。

③ 原锅留少许油,加入白糖炒化,放入芝麻再炒,待芝麻发出响声时,投入炸好的猕猴桃块,裹匀白糖汁即成。

功效：补肝、润肺、健胃。适用于慢性肝炎、脂肪肝患者。

◈ **香菇烧淡菜**

用料：水发香菇 50 克,水发淡菜 250 克,笋片 50 克,葱花、姜末、精盐、鸡精、料酒、五香粉、清汤、湿淀粉、植物油、香油各适量。

制法：① 将淡菜用温水洗净,放入碗内,加入清汤适量,上笼蒸透取出,备用。

② 炒锅置火上,加植物油烧至七成热,加葱花、姜末煸炒出香味。

③ 加清汤适量及香菇片、笋片、淡菜,烹入料酒,中火烧煮 10 分钟,加精盐、鸡精、五香粉,拌匀。

④ 入味后用湿淀粉勾芡,淋入香油,即成。佐餐当菜,随意服食,当日吃完。

功效：益气健脾,活血化瘀,补虚降脂。适用于各种类型的高脂血症、脂肪肝,对肝肾阴虚型脂肪肝患者尤为适宜。

肝病的治疗与调养

◈ **芹菜炒香菇**

用料:芹菜 400 克,水发香菇 50 克,精盐、鸡精、酱油、醋、干淀粉、菜油各适量。

制法:①将芹菜择去叶、根,洗净,剖开切成约 2 厘米的段,用精盐拌匀腌渍约 10 分钟后,用清水漂洗,沥干待用。

②香菇切片,用醋、鸡精、淀粉混合后装在碗里,加水约 50 毫升兑成芡汁待用。

③炒锅置旺火上,注油烧热,下入芹菜,煸炒 3 分钟后,投入香菇片炒匀,加入酱油炒约 1 分钟后,淋入芡汁速炒片刻,起锅即成。

功效:平肝清热,益气和血。适用于脂肪肝和肝阳上亢之头痛、眩晕等症的患者。

◈ **香菇蒸带鱼**

用料:香菇 20 克,带鱼 100 克,姜片、葱段、精盐、鸡精各适量。

制法:将带鱼洗净,切成块,装入蒸碗中。将香菇泡发洗净,切成条,放入带鱼碗中,加姜片、葱段、精盐、鸡精,上笼蒸透。佐餐食之。

功效:降压,降脂。适用于脂肪肝兼高血压患者。

◈ **青果烧鸡蛋**

用料:青果 20 克,鸡蛋 1 个。

制法:将青果煮熟后,卧入鸡蛋,共煮后食用。每周 3 次,每次 1 只鸡蛋。

功效：破血散瘀。适用于肝癌瘀痛、腹水明显者。

◈ **葱爆兔肉片**

用料：兔肉 200 克，大葱 100 克，鸡蛋清 1 个，精盐、鸡精、料酒、白糖、酱油、醋、湿淀粉、香油、菜油各适量。

制法：① 兔肉洗净切片，盛入小碗中，加精盐、料酒、鸡蛋清、淀粉搅匀上浆。

② 大葱切成片。取一只碗，放入料酒、酱油、白糖、醋、鸡精、湿淀粉调成芡汁。

③ 将锅置火上，注油烧热，倒入浆好的兔肉，用筷子划散，煮熟后倒入漏勺。

④ 锅中留少量底油烧热，将大葱下锅略煸，放入兔肉，加入调好的芡汁和适量清水，翻炒均匀，淋上香油即成。

功效：降血脂。适用于脂肪肝、高脂血、动脉硬化患者。

◈ **参杞烧海参**

用料：水发海参 300 克，党参 10 克，枸杞子 10 克，玉兰片 50 克，淀粉 25 克，清汤 75 克，植物油、酱油、精盐、鸡精、料酒、葱花、白糖各适量。

制法：① 将党参切片，加水煎煮，提取浓缩汁 10 克。

② 将枸杞子洗净，置小碗内，上屉蒸熟。将发好的海参顺直切成块，用沸水烫好。

③ 葱切段，玉兰片切薄片，用沸水烫一烫。

④ 将锅置火上，加油烧热，用葱花爆锅，加入海参加清汤、精盐、白糖、料酒、酱油，汤沸时移至小火煨烤，烤至汤汁浓稠时，加入党参浓缩汁及玉兰片，调入鸡精，再加入蒸熟的

枸杞子,用淀粉勾芡即成。

功效:补脾益胃,蓄精养血。适用于慢性肝炎、糖尿病、贫血、肺结核、神经衰弱等患者。

◈ **番茄煮牛肉**

用料:鲜番茄450克,牛肉100克,食油、精盐、糖适量。

制法:将番茄洗净切块。将牛肉切成块,在铁锅内放入适量食油,待锅烧至八成热时,放入牛肉块炒至八分熟,加适量精盐及番茄炒熟,可加少许水,放入糖同煮至熟即可。

功效:养肝,补血,降脂。适用于脂肪肝有胁痛者。

◈ **山楂嚼食方**

用料:新鲜山楂果500克。

制法:将山楂果洗净,晾干,每个切成两半,备用。随意嚼服,一般每次50克,每日2次。饭后1小时嚼服,尤为适宜。

功效:活血化瘀,消脂通脉。适用于各种类型的高脂血症,对高脂血症合并肥胖症,脂肪肝,冠心病心绞痛,心肌供血不足出现的胸闷刺痛、痛有定处,舌质紫暗或有瘀斑等,辨证属于气滞血瘀的患者尤为适宜。

◈ **香菇嚼食方**

用料:干香菇3~5枚。

制法:将干香菇用温开水浸泡10分钟,洗净,晾干备用。每日分2次嚼食。

功效:补气健脾,和胃益肾,降脂抗癌。适用于高脂血症、脂肪肝出现气短乏力、饮食不香,辨证属脾气虚弱型的患者。

◈ **绿豆猪胆丸**

用料：绿豆粉 500 克,猪胆 4 个。

制法：用猪胆汁调绿豆粉为丸(如绿豆大)即成。每日 3 次,每次 6~9 克,服完全剂为止。

功效：清热解毒,通利小便。适用于肝硬化腹水患者。

◈ **橄榄煲冰糖**

用料：鲜橄榄 10 枚,冰糖适量。

制法：将鲜橄榄(连核)捣烂,加清水 3 碗煎至 1 碗,去渣留汁,加入适量的冰糖,慢慢饮咽。

功效：清热解毒,生津止渴。适用于酒精性脂肪肝患者。

◈ **白糖煮菱角粉**

用料：菱角粉 50 克,白糖适量。

制法：将菱角粉、白糖拌匀,加水煮成稠糊状即成。

功效：解酒和中,助脾气,缓肝气。适用于酒精肝患者。

◈ **黑木耳烧豆腐**

用料：黑木耳 30 克,嫩豆腐 250 克,葱花、姜末、精盐、鸡精、料酒、酱油、胡椒粉、植物油、香油、清汤各适量。

制法：① 将黑木耳拣杂,用清水发透,洗净,捞出备用。

② 将豆腐用清水漂洗后,入沸水锅焯一下,切成小方丁,待用。

③ 锅置火上,加植物油烧至六成热,投入木耳爆炒至发出噼啪响声,再加豆腐丁,边熘炒边加葱花、姜末,烹入料酒,

加少许清汤,改用中火煨烧 20 分钟,加精盐、鸡精、酱油、胡椒粉等调料,用湿淀粉勾薄芡,淋入香油即成。佐餐当菜,随意服食。

功效:益气补血,通脉降脂。适用于各种类型的高脂血症、脂肪肝,对脾气虚弱型脂肪肝患者尤为适宜。

◈ 蚤休三七红枣方

用料:蚤休 20 克,三七粉 10 克,川乌 5 克,红枣 40 枚。

制法:将蚤休、川乌分别拣杂,洗净,晒干或烘干,研成极细末,与三七粉充分混合,拌和均匀,分成 4 包,装瓶,防潮,备用。每日 2 次,每次 1 包,用红枣 10 枚,洗净后煎水送服。

功效:清热解毒,化瘀抗癌。适用于肝癌疼痛者。

◈ 枸杞麦冬香蛋丁

用料:鸡蛋 3 个,枸杞子、猪瘦肉各 30 克,麦冬 10 克,精盐、鸡精、植物油、淀粉各适量。

制法:① 将枸杞子洗净,入沸水中略汆一下;麦冬洗净,入沸水中煮熟,切成碎末;猪瘦肉切丁;鸡蛋打入碗中,加精盐少许,抽打均匀,倒进另一碗(碗壁涂油)中隔水蒸熟,冷却后切成粒状。

② 锅置旺火上,放植物油,倒入猪肉丁炒熟,再倒入枸杞子、麦冬、蛋粒炒匀,放精盐、鸡精少许,用湿淀粉勾芡即成。

功效:滋补肝肾。适用于慢性肝炎、早期肝硬化等患者。

◈ 枸杞滑熘里脊片

用料:猪里脊肉 250 克,枸杞子 50 克,水发木耳、水发笋片、豌豆各 25 克,蛋清 1 个,植物油 750 克(耗油 75 克),水淀粉、葱花、姜片、蒜、猪油、清汤、精盐、鸡精、米醋、料酒各少许。

制法:① 将枸杞子平均分为 2 份,一份 25 克水煮提取枸杞子浓缩汁 20 克,另一份 25 克用清水洗净,放小碗中上笼蒸熟备用。

② 猪里脊肉抽去白筋,切成片,用鸡蛋清、水淀粉、精盐少许抓匀浆好。

③ 将锅置火上,加入植物油,待油温后,将浆好的猪里脊片下入油锅滑开、滑透,倒入漏勺控油。

④ 另将锅加入猪油烧热,下入木耳、笋片、豌豆、葱花、姜片、蒜,用勺煸炒,加入调味料、清汤、枸杞子浓缩汁及蒸熟的枸杞子,再将猪里脊片下锅,用勺搅匀,用淀粉勾芡,翻一下即成。

功效:滋阴补血,益精明目,降血糖,降血脂,抗炎症。适用于肝硬化患者。

◈ 云南白药拌大蒜甘蓝

用料:云南白药 2 克,紫皮大蒜头 50 克,甘蓝(俗称卷心菜)100 克,精盐、酱油、红糖、醋、香油各适量。

制法:将甘蓝叶片掰开,择洗干净,用温开水冲洗一下,切成丝,放入碗中,加适量精盐,抓揉均匀,待用。将紫皮大蒜头除去外皮,洗净大蒜瓣,剁成蓉状,放入盘碗内,加入除去渍水的甘蓝丝和云南白药,并加酱油、红糖、醋、麻油及少许姜丝,拌和均匀,即成。佐餐当菜,随意服食,嚼食蒜蓉、甘蓝丝,当日吃完。

功效：清热解毒,化瘀抗癌。适用于肝癌患者。

◉ 清蒸百合

用料：鲜百合 200 克。

制法：将鲜百合洗净,蒸熟食用。可连续服用。

功效：清心安神,润肺止咳。适用于肝炎、胃病、贫血等症患者。

◉ 虫草炖鸡

用料：鸡 1 只,冬虫夏草 3～6 枚,姜片、精盐各适量。

制法：将虫草洗净。将鸡去内脏清理干净,置于锅中,加水淹没全鸡,放在火上清炖,待肉软时将虫草插入食管、胸部,放入调料,旺火烧熟即可。

功效：抗病毒,抗纤维化,调整白蛋白比例。适用于乙肝患者。

◉ 虫草炖鸭

用料：家鸭 1 只(约重 1500 克),冬虫夏草、姜片各 10 克,精盐、鸡精各适量。

制法：将家鸭宰杀,去净毛,剁去脚,剖除内脏,清洗干净,放入砂锅内,上面放冬虫夏草、姜片,用大火烧沸,改用小火慢炖 1 小时,待鸭煮烂后,加入精盐、鸡精调味即成。

功效：补肝益肾,补虚扶弱。适用于慢性肝炎免疫功能低下,肝功能长期不恢复者。

◈ **蒜炖黑鱼**

用料：黑鱼 400 克，大蒜 100～150 克。

制法：将黑鱼除肠杂，大蒜剥去皮，放入锅内加水适量，隔水炖熟，不加调料。每日或隔日服用 1 次。

功效：健脾除湿，利尿消肿。适用于肝硬化腹水、慢性肾炎水肿患者。

护肝粥点

◈ **薏苡仁粉**

用料：薏苡仁 500 克。

制法：将薏苡仁淘洗干净，晒干或烘干，研成细粉，装瓶备用。每日 3 次，每次 10 克，用沸水调服。

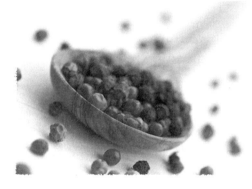

功效：健脾利湿，降脂减肥。适用于中老年单纯性肥胖症、脂肪肝，对辨证属脾气虚弱、痰湿内阻型患者尤为适宜。

◈ **桑椹粥**

用料：桑椹 30 克，糯米 60 克，冰糖适量。

制法：将桑椹清洗干净，与糯米同煮，待煮熟后加入冰糖。

功效：滋补肝阴，养血明目。适合于肝肾亏虚引起的头晕眼花、失眠多梦、耳鸣腰酸、须发早白等症患者。

◈ **桃仁粥**

用料：桃仁 15 克，大米 50 克。

制法：将大米淘洗干净。桃仁去皮，放入锅中，加水 500 毫升，小火煎约 30 分钟，取药液，弃渣留汁，放入大米，加水适量，大火烧开后，转用小火煮至米烂即成。每日 1 次，空腹食用。

功效：滑肠润燥，活血化瘀。适用于肝硬化患者。

◈ **五味粥**

用料：五味子 10 克，大米 100 克。

制法：把五味子洗净，大米淘净，同放入锅内，加清水 600 毫升，置旺火上烧沸，打去浮沫，转用文火煮 40 分钟即成。每日 1 次，每次吃粥 80～100 克。

功效：益气生津，补肝养肾。适用于肝硬化，症见津亏口渴、自汗、慢性腹泻、神经衰弱者。

◈ **茵陈粥**

用料：茵陈 60 克，大米 100 克，白糖适量。

制法：将茵陈洗净，煎汁，去渣，放入大米后加水适量，待粥将熟时，加入白糖适量，稍煮一二沸即可。每日服 2～3 次，7～10 天为一疗程。

功效：清利湿热，退黄疸。适用于急性传染性黄疸型肝炎。

◈ **栀子粥**

用料：栀子仁 3～5 克，大米 50～100 克。

制法：将栀子仁碾成细末。将大米煮成稀粥，待粥将成时，调入栀子末稍煮即成。每日2次，2~3天为一疗程。

功效：清热泻火。适用于黄疸性肝炎、胆囊炎以及目赤肿痛、急性结膜炎等患者。

◈ 玉米面糊

用料：玉米面150克。

制法：把玉米面放入碗中，加适量的水调匀，放入砂锅，加水适量，大火煮沸后，改用小火煨煮成糊状即成。早晚2次分服。

功效：软化血管，消脂减肥。适用于中老年单纯性肥胖症、脂肪肝患者，对肝经湿热、脾气虚弱型肥胖症、脂肪肝合并心血管硬化、高脂血症、神经衰弱者尤为适宜。

◈ 养胃粥

用料：川石斛15克，玉竹15克，知母6克，大米100克，白糖适量。

制法：将川石斛、玉竹、知母加水煎汁，去渣留汁，加入大米煮粥，粥熟时加白糖调味。早餐或佐餐食用。

功效：健脾养胃，滋阴补虚。适用于胃阴虚型肝炎，症见食欲减退、干呕恶心、口唇干燥、舌红少苔、大便秘结、脉细者。

◈ 梅花粥

用料：白梅花5克，大米80克。

制法：将大米煮成粥，加入白梅花，煮沸3分钟即可。每餐 1 碗,可连续吃 3~5 天。

功效:舒肝理气,激发食欲。食欲减退者食用效果颇佳,健康者食用则精力倍增。

◈ 生地黄粥

用料:鲜生地 50 克或干生地黄 20 克,大米 100 克。

制法:将鲜生地黄或干生地黄洗净,加水煎煮 2 次,去渣合并药汁,加大米煮粥。早、晚分服。

功效:清热凉血,补中益胃。适用于胃阴虚型肝炎,症见食欲减退、干呕恶心、口唇干燥、舌红少苔、大便秘结、脉细者。

◈ 人参粥

用料:人参末 10 克,生姜片 4 片,大米 100 克。

制法:将人参末、生姜片、大米一起煮粥。每日早、晚食用。

功效:补脾益肺,补中益气。适用于脾胃虚弱型肝炎,症见食欲减退、餐后胃胀、面色无光、四肢乏力、大便溏薄、舌苔薄白者。

◈ 蒲公英粥

用料:干蒲公英 40~60 克,或鲜品 60~90 克,大米 50~100 克。

制法:取干蒲公英或鲜蒲公英(带根)洗净,切碎,煎取药汁,去渣,入大米同煮为稀粥,以稀薄为好。每日 2~3 次,稍温服。3~5 天为一疗程。

功效：清热解毒，消肿散结。适用于肝炎、胆囊炎及急性乳腺炎、急性扁桃体炎、急性结膜炎等症。

◈ 垂盆草粥

用料：垂盆草（干品）25 克，大米 50 克，白糖 15 克。

制法：将垂盆草洗净，加水煎煮 10 分钟左右，捞去药草，与淘洗干净的大米一起煮成稀粥，调入白糖即成。日服 1 剂，趁热服用，连服数日。

功效：补肝益肺。适用于小儿病毒性肝炎、肝功能异常患者。

◈ 枸杞子粥

用料：枸杞子 30 克，大米 60 克。

制法：将大米煮至半熟，加入枸杞子，煮熟即可食用。

功效：补气强精，滋补肝肾。特别适用于头晕目涩、耳鸣遗精、腰膝酸软等症患者。肝炎患者服用枸杞子粥，则有保肝护肝、促使肝细胞再生的良效。

◈ 红小豆粥

用料：红小豆、大米各 50 克。

制法：将红小豆、大米淘净煮粥，顿服。每日 1 次。

功效：利水生津，消肿祛瘀。适用于急性肝炎，症见双目发黄、小便少黄、乏力食少患者。

◈ 田基黄粥

用料：田基黄 30 克，大米 100 克，白糖 20 克。

制作：将田基黄洗净，切成 5 厘米长的段。将大米淘洗干净，放入锅中，加水 500 毫升，置旺火上烧沸，转用文火炖煮 30 分钟，加入田基黄、白糖，再用文火煮 15 分钟即可。每日 1 次，早餐食用。

功效：清热解毒，消肿散瘀。适用于急性病毒性肝炎患者。

◈ 决明子粥

用料：炒决明子 10 克，大米 60 克，冰糖少量。

制法：将决明子加水煎煮，去渣留汁，和大米同煮成粥，用冰糖调味即成。

功效：清肝明目，润肠通便。适用于慢性肝炎、高血压、高脂血症、习惯性便秘等患者。

◈ 茯苓粉粥

用料：茯苓粉 30 克，大米 100 克。

制法：将茯苓粉、大米同煮成粥。早餐食用。

功效：健脾益胃，利水渗湿。适用于脾虚湿阻型肝炎，症见食欲减退或厌食、口黏口淡、胸闷恶心、神倦乏力、四肢困重、大便溏薄或泄泻、舌苔白腻或黄腻等。

◈ 黄芪灵芝粥

用料：黄芪 30 克，灵芝 10 克，大米 100 克，陈皮末少许，红糖适量。

制法：将黄芪、灵芝先煎取汁，加入大米煮粥，至米烂汤稠时，调入陈皮末、红糖，稍沸即可。温热服食。

功效：补益元气,健脾养胃。适用于脂肪肝患者。

◈ 茯苓红枣粥

用料：茯苓粉 30 克,大米 100 克,红枣 20 枚,红糖适量。

制法：将红枣用文火煮烂,连汤放入大米粥内,加茯苓粉再煮沸即成。每日服 2 次,可酌加红糖。

功效：健脾补中,利水渗湿,安神养心。适用于慢性肝炎症见脾胃虚弱、烦躁失眠、腹泻等患者。

◈ 薏苡仁菱角粥

用料：薏苡仁 50 克,菱角 150 克,糯米 100 克,陈皮 5 克。

制法：将薏苡仁、糯米浸泡洗净。将菱角斩一刀,放入锅中,加水煮熟,捞出放入冷水内,去壳取肉,切成碎米状颗粒。将糯米放入锅中,加水烧沸,放入薏苡仁、陈皮。待米煮至开花时,放入菱角,煮至米烂粥稠时即成。

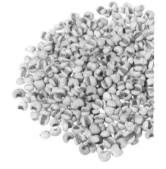

功效：健脾益气。适用于肝郁脾虚型慢性肝炎患者。

◈ 黄芪薏苡仁粥

用料：黄芪、薏苡仁、糯米各 30 克,红小豆 15 克,鸡内金末 9 克。

制法：用水煮黄芪半小时,去渣,放入薏苡仁、糯米、红小豆煮 1 小时,放入鸡内金末,粥成即可。分 1～2 次温服。

功效：健脾收肝,消食益胃。适用于肝硬化症见脾胃虚弱、面色无华者。

◈ **山药扁豆粥**

用料：山药 10 克，白扁豆 15 克，大米 100 克，白糖少许。

制法：将大米淘净，山药切片，扁豆洗净。将大米、扁豆入锅，加水适量，用旺火煮沸，转用文火熬至八成熟，放入山药片、白糖后，熬熟即成。每日 1 次，可经常食用。

功效：补虚健中。适用于慢性肝炎反复不愈者。

◈ **红小豆薏苡仁粥**

用料：红小豆、薏苡仁各 50 克。

制法：将红小豆、薏苡仁淘洗干净，放入锅中，加水共熬成粥。

功效：健脾利湿，清热解毒。适用于酒精性脂肪肝、酒精性肝炎等。

◈ **薏苡仁香菇豆腐粥**

用料：大米 150 克、薏苡仁 50 克、香菇 30 克、油豆腐 2 块、青豆 30 克、精盐、香油各适量。

制法：取薏苡仁洗净浸透。用温水泡发香菇，香菇浸出液沉淀滤清备用。将香菇、油豆腐切成小块。将大米、薏苡仁、香菇、油豆腐、香菇浸出液等放入盆中混匀，加精盐、香油调味，撒上青豆上笼蒸熟即可。三餐做主食用，连服 15 天。

功效：健脾利湿，理气化痰。适用于慢性肝炎湿热内结者。

◈ 山楂大枣三七粥

用料：山楂 20 克，大枣 12 克，三七粉 3 克，大米 100 克。

制法：将大米洗净，同山楂、大枣放入锅内，加清水适量煮成稠粥，待粥至熟时，调入三七粉即可食用。每日早餐温热食之。

功效：活血化瘀，疏肝健脾，适用于慢性肝炎患者。

◈ 茵陈红枣五味粥

用料：茵陈 10 克，五味子 5 克，大米 100 克，红枣 10 枚。

制法：将茵陈洗净，用纱布包好，放入炖盅内，加水 80 毫升，煎煮 25 分钟，去茵陈，留汁液待用。将五味子、大米淘洗干净，去杂质。将红枣洗净，去核。把大米、茵陈药汁、大枣、五味子同放入锅内，加水 500 毫升，用旺火烧沸，转用文火炖煮 40 分钟即成。每日 1 次，每次吃粥 100 克。

功效：滋养肝肾，益气生津。适用于肝硬化患者。

◈ 党参茯苓扁豆粥

用料：党参 10 克，茯苓 10 克，白扁豆 20 克，大米 100 克。

制法：将党参、茯苓洗净，切片与白扁豆同入锅中，加水煎煮 30 分钟，投入淘净的大米，用文火煮成稠粥即成。早晚各一次温服，党参、茯苓、白扁豆可同时嚼食，可连续服食 3～4 个月。

功效：健脾益胃，温中益气。适用于脾气虚弱型肝硬化，症见气短乏力、精神委靡、食后饱胀、面目虚浮、舌质淡白、脉细弱者。

益肝茶饮

◈ 柳叶饮

用料：鲜柳树叶 15～30 克,白糖少许。

制法：将鲜柳树叶用开水冲泡,加少量白糖。当茶频服。

功效：清热解毒。适用于初期肝炎患者。

◈ 荷叶茶

用料：鲜荷叶 1 张。

制法：将荷叶洗净,切细丝,入锅,加水适量,煎煮 20 分钟,去渣取汁即可。代茶频饮,当日服完。

功效：健脾利湿,消脂减肥。适用于脂肪肝、中老年单纯性肥胖症患者。

◈ 乌龙茶

用料：乌龙茶 10 克。

制法：每次取 5 克乌龙茶,放入有盖的茶杯中,用沸水冲泡,加盖焖 5 分钟即可饮用。每日 2 次,于冲泡后频频饮服,每杯茶可连续冲泡 3～5 次。

功效：消脂减肥。适用于脂肪肝、中老年单纯性肥胖症患者。

◈ 岗松茶

用料：岗松 20 克,白糖 10 克。

制法：将岗松洗净,切成 5 厘米长的段,放入炖盅中加水

200 毫升。将炖盅放在大火上烧沸，用文火煎煮 25 分钟，去渣取汁，加入白糖搅匀即成。代茶饮用。

功效：祛风行气，通淋利尿。适用于急性病毒性肝炎患者。

◈ 虎杖蜜

用料：虎杖根 500 克，北五味子 250 克，蜂蜜 1000 克。

制法：将虎杖根、北五味子洗净，用砂锅加水浸泡半小时，用中火煎沸，改用小火煎半小时，取汁 150 毫升，再加水煎取汁 150 毫升，弃渣，将头、二煎汁及蜂蜜一起倒入砂锅内，小火煎沸 5 分钟，冷却装瓶备用。饭后开水冲服，每日 3 次，每次 5～10 毫升，2 个月为 1 个疗程。

功效：护肝解毒，扶瘀止痛。适用于慢性迁延性肝炎患者。

◈ 芹菜汁

用料：新鲜芹菜（包括根、茎、叶）500 克。

制法：将芹菜洗净，晾干，放入沸水中烫泡 3 分钟，切细后捣烂，取汁即成。早晚 2 次分服。

功效：平肝降压，利湿祛脂。适用于各种类型的脂肪肝，对肝经湿热型脂肪肝伴发高血压病患者尤为适宜。

◈ 三皮饮

用料：西瓜皮、冬瓜皮、黄瓜皮各 30 克。

制法：将以上三种用料洗净，放入砂锅中，加水煎汤。吃瓜皮喝汤。

肝病的治疗与调养

功效：清热利水。适用于肝硬化腹水患者。

◈ 生地黄椰汁

用料：椰子汁50毫升,鲜生地黄200克。

制法：将鲜生地黄洗净,榨出自然汁。将椰子汁、鲜生地黄汁混在一起,用开水冲服。

功效：清热解毒,生津利尿。适用于慢性肝炎患者。

◈ 芹菜蜜汁

用料：鲜芹菜100～500克,蜂蜜适量。

制法：将芹菜洗净榨汁,滤渣取汁,加入蜂蜜炖开。每日1次,温服。

功效：清热解毒,养肝明目。适用于乙肝患者。

◈ 白萝卜汁

用料：白萝卜1000克。

制法：将白萝卜放入清水中,浸泡片刻后,反复洗净其外表皮,用温开水冲洗后,连皮切成小丁块状,放入家用电动粉碎机中,搅成糊状,压榨取汁,即成。上、下午分服。

功效：护肝消脂,顺气消食。适用于各种类型的脂肪肝患者。

◈ 玉米须茶

用料：玉米须50克,冬瓜子25克,红小豆50克。

制法：将以上3味加水煎服。每日1剂,15剂为1个疗程。

功效：利尿消肿。适用于肝硬化水肿患者。

◈ **荸荠橘饮**

　　用料：橘子 1 个，荸荠 6 枚。

　　制法：橘子洗净连皮与荸荠捣烂，用开水冲泡即成。每日 1～2 次。

　　功效：祛湿化痰，润肺养肝。适用于急性肝炎患者。

◈ **苹果酸牛奶**

　　用料：苹果 1 个，酸牛奶 200 毫升，蜂蜜 20 克。

　　制法：将苹果外表皮反复洗净，连皮切碎，放入家用榨汁机中，绞取苹果汁，与酸牛奶、蜂蜜充分混合均匀即成。早晚各服 1 次。

　　功效：补虚益气，活血降脂。适用于各种类型的高脂血症、脂肪肝患者。

◈ **豆蔻牛奶饮**

　　用料：白豆蔻 10 克，牛奶 250 毫升，白糖 20 克。

　　制法：将豆蔻去壳，研成细粉。将牛奶用中火烧沸，加入白豆蔻粉，转用文火煮 5 分钟，取出稍凉后，调入白糖，搅匀即成。每日 4 次，每次 60 毫升。

　　功效：滋补气血，消食行气。适用于急性病毒性肝炎营养不足患者。

◈ **甘蔗黄瓜汁**

　　用料：甘蔗、黄瓜各 1000 克，白糖少许。

　　制法：鲜甘蔗去皮，切碎，用清水浸泡半日后榨取汁液。

肝病的治疗与调养

黄瓜去皮、去籽,切成细丝,榨取汁液。甘蔗汁和黄瓜汁混合,加入白糖搅匀即成。

功效:清热生津,除热解毒,下气润燥。适用于肝炎,症见内热伤津、反胃呕吐、小便不畅、咽喉肿痛者。

◈ 橄榄酸梅汁

用料:鲜橄榄 60 克,酸梅 10 克,白糖适量。

制法:将鲜橄榄(连核)、酸梅稍捣烂,加清水 3 碗煎成 1 碗,去渣留汁,加白糖适量调味后即可饮用。

功效:清热解毒,生津止渴。适用于酒精性脂肪肝患者。

◈ 胡白萝卜汁

用料:胡萝卜、白萝卜各 1000 克,白糖 30 克。

制法:将胡萝卜、白萝卜切成薄片,刮成细丝,装入纱布袋内,绞取汁液。将汁液放入茶壶内,加入白糖拌匀即成。

功效:健脾化滞,生津止渴。适用于消化不良、咳嗽和肝病等患者。

◈ 蒜蒸西瓜汁

用料:西瓜 1 个,大蒜 100～150 克。

制法:将西瓜洗净,挖一个三角形洞,放入去皮大蒜,再以挖下的瓜皮盖好,放入盘中,隔水蒸熟,趁热饮汁。每日饮用 3 次。

功效:利水消肿,清热解毒。适用于肝腹水以及急、慢性肾炎水肿患者。

◈ 绿豆菊花茶

用料：绿豆 60 克，白菊花 10 克。

制法：将绿豆拣去杂质，淘洗干净，备用。将白菊花放入纱布袋中，扎口，与淘洗干净的绿豆同入砂锅，加足量水，浸泡片刻后用大火煮沸，改用小火煨煮 1 小时，待绿豆酥烂，取出菊花纱布袋即成。代茶频频饮用，并将酥烂的绿豆同时噙入口内，缓嚼而咽下。

功效：清热解毒，清暑降脂。适用于肝经湿热型脂肪肝患者。

◈ 葛花荷叶茶

用料：葛花 15 克，鲜荷叶 60 克（或干荷叶 30 克）。

制法：将荷叶切成丝，与葛花同入锅中，加水适量，煮沸10 分钟，去渣取汁即成。当茶频饮，当日服完。

功效：清热利湿，降脂轻体。适用于痰瘀交阻型肝硬化，症见肝脏肿大且质地较硬、肝区疼痛或压痛明显、苔淡黄、脉弦数者。

◈ 山楂荷叶茶

用料：山楂 15 克，荷叶 12 克。

制法：将山楂洗净，去核，切碎。将荷叶洗净，晒干，切成丝。两药混匀，沸水冲泡，闷泡约 20 分钟即可。

功效：健胃消食。适用于脂肪肝肝区不适、脘腹胀满、恶心欲吐者。

◆ **泽泻乌龙茶**

　　用料：泽泻 15 克，乌龙茶 3 克。

　　制法：将泽泻加水煮沸 20 分钟，取药汁冲泡乌龙茶即成。每日 1 剂，当茶频饮，一般冲泡 3～5 次。

　　功效：护肝消脂，利湿减肥。适用于痰湿内阻型脂肪肝，症见脘肋作胀、体形肥胖、神疲乏力、舌苔白腻者。

◆ **郁金清肝茶**

　　用料：广郁金 10 克，炙甘草 5 克，绿茶 2 克，蜂蜜 25 克。

　　制法：将广郁金、炙甘草、绿茶加水 1000 毫升，煮沸 10 分钟，取汁，调入蜂蜜即可。每日 1 剂，频饮。

　　功效：疏肝解郁，利湿祛瘀。适用于肝炎、肝硬化、脂肪肝及肝癌患者。

◆ **麦芽山楂饮**

　　用料：炒麦芽 15 克，炒山楂 15 克，红糖适量。

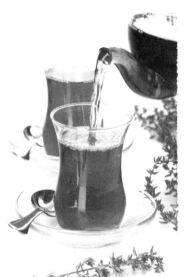

　　制法：把麦芽与山楂煮水，去渣取汁，加红糖。随意饮用。

　　功效：健脾开胃，软坚散结。适用于肝硬化患者。

◆ **山楂蜂蜜饮**

　　用料：生山楂 40 克，蜂蜜 10 克。

　　制法：将山楂洗净晾干，切成两半，入锅，加水煎煮 30 分钟，兑入蜂蜜即成。每日 1 剂，分 2 次服。

功效：活血化瘀，行气止痛。适用于气滞血瘀型脂肪肝，症见右胁胀痛或刺痛、肝脏肿大、舌质紫暗、脉细涩者。

◈ 西瓜汁蜜饮

用料：西瓜汁 100 克，蜂蜜 10 克。

制法：将西瓜汁、蜂蜜调匀即成。1 次服完。

功效：保肝利水。适用于病毒性肝炎患者。

◈ 山楂西瓜汁

用料：山楂 15 克，西瓜汁 1 碗。

制法：将山楂研成细末，用西瓜汁送服。

功效：利胆退黄，利水消炎。适用于急性病毒性肝炎患者。

◈ 茵陈大枣饮

用料：茵陈 30 克，大枣 16 枚。

制法：将茵陈、大枣水煎取汁。当茶频服。

功效：消炎退黄。适用于黄疸型甲肝患者。

◈ 西瓜皮茅根饮

用料：红小豆、西瓜皮、白茅根各 50 克。

制法：将红小豆淘洗干净，西瓜皮、白茅根洗净后分别切碎，同放入砂锅中，加清水适量，用大火煮沸，转用小火煮 2 小时即成。代茶饮服。

功效：清热退黄，凉血生津。适用于急性肾炎、高血压病、湿重肝热型急性病毒性黄疸型肝炎患者。

肝病的治疗与调养

◈ **垂盆草橘皮饮**

用料：鲜垂盆草 250 克，鲜橘皮 50 克。

制法：将鲜垂盆草、鲜橘皮洗净，放入温开水中浸泡 10 分钟，捞出后捣烂取汁即成。早、晚餐分服。

功效：清热化湿。适用于肝胆湿热型慢性肝炎患者。

◈ **草河车舌草饮**

用料：草河车 30 克，白花蛇舌草 30 克，鳖甲 30 克，桃仁 9 克，红花 6 克，蔗糖。

制法：将前 5 味药煎汁去渣，加蔗糖调味，代茶饮用。每日 1 剂，常服。

功效：活血，软坚，解毒。适用于肝癌早期患者。

◈ **夏枯草丝瓜饮**

用料：夏枯草 30 克，鲜丝瓜 50 克，冰糖适量。

制法：将夏枯草、鲜丝瓜加水煎汁。另将冰糖熬化，加入药汁，再煮片刻即可。每日 1 剂，分 2 次服。

功效：清热降脂，通络散结。适用于脂肪肝患者。

◈ **车前草西瓜皮饮**

用料：鲜车前草 100 克，西瓜皮 200 克，蜂蜜适量。

制法：将车前草、西瓜皮洗净，同放入锅中，加水煎汤，去渣取汁，调入蜂蜜即成。日服 3 次。

功效：清肝明目，利水通淋。适用于急性病毒性肝炎患者。

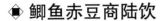

◈ 鲫鱼赤豆商陆饮

用料：鲫鱼250克，赤豆120克，商陆3克，精盐、鸡精各少许。

制法：将鲫鱼收拾干净后，与赤豆、商陆同煮熟，用精盐、鸡精调味即可。吃鱼肉喝汤。

功效：温中补虚，健脾利水。适用于肝硬化腹水患者。

◈ 八月札郁金蜜饮

用料：八月札30克，郁金20克，降香6克，蜂蜜30克。

制法：将八月札、郁金、降香分别拣杂、洗净、晒干或烘干，切成片，同放入砂锅，加水浸泡片刻，煎煮20分钟，用洁净纱布过滤，去渣，取滤汁放入容器，调入蜂蜜，搅和均匀即成。早晚各服1次。

功效：疏肝理气，活血止痛。适用于肝癌气滞血瘀所致胸肋作痛者。

◈ 香附陈皮茯苓茶

用料：炒香附10克，陈皮10克，茯苓30克，山楂20克，红糖20克。

制法：将陈皮、茯苓洗净后，晒干或烘干，切碎，研成细末，备用。将炒香附、山楂洗净，切成片，放入纱布袋中，扎口，放入砂锅，加水浸泡片刻，用大火煮沸，调入陈皮、茯苓粉末，搅和均匀，改用小火煨煮30分钟，取出药袋，调入红糖，小火煨煮至沸即成。代茶频饮。

功效：健脾益肝。适用于肝脾不调型病毒性肝炎患者。

肝病的治疗与调养

利肝汤羹

◈ 花汤

用料:素馨花 10 克,合欢花 10 克,丹参 10 克,郁金 10 克,猪瘦肉 100 克,大枣 10 枚,陈皮 3 克,生姜 10 克,精盐适量。

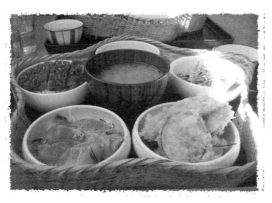

制法:将猪瘦肉洗净,斩成小块。将生姜洗净拍烂,陈皮浸泡去白。其余用料洗净备用。将全部用料放入锅内,加水适量,文火煮 1 ~ 1.5 小时,加精盐调味,适量饮用。

功效:健脾利湿,清热解毒。适用于无黄疸型乙肝属于肝郁气滞者,症见腹肋胀痛、脘痞嗳气、恶心、口苦心烦、失眠、抑郁寡欢、小便色黄、舌淡红、舌苔薄白等。

◈ 四红汤

用料:红小豆 60 克,带衣花生仁 30 克,红枣 10 枚,红糖 30 克。

制法:将红小豆、花生仁洗净放入锅内,加水 500 毫升,用小火慢炖 30 分钟,再放入洗净的红枣,继续炖 30 分钟,至食物酥烂为止。每日 1 剂,服时加红糖,分早晚 2 次吃完。

功效:健脾利湿,清热消肿,行水解毒。适用于慢性肝炎患者。

◈ 黑鱼汤

用料：红茶 20 克，黑鱼 1 条。

制法：将黑鱼、红茶同煮汤，不加盐食用。

功效：利尿消肿。适用于肝炎腹水患者。

◈ 酸枣汤

用料：酸枣 50 克，白糖适量。

制法：将酸枣加水 500 克，文火煎 1 小时，加白糖适量即成。每日服 1 次，适量饮用。

功效：健脾开胃。适用于急慢性肝炎、氨基转移酶高、心烦不安患者。

◈ 枸杞子汤

用料：枸杞子 30 克。

制法：用枸杞子泡茶代饮。

功效：滋补肝肾，明目润肺。适用于慢性肝炎，症见肝肾阴虚、头晕目眩、视力减退、腰膝酸软、遗精消渴者。

◈ 地耳煮鸡蛋

用料：鲜地耳草 200 克（干品 100 克），鸡蛋 2 个。

制法：将地耳草、鸡蛋同煮，蛋熟后去壳，复煮片刻即可。饮汤食蛋。每日 1 次，连服 5 ~ 10 日。

功效：利湿退黄，清热解毒，活血消肿，补阴护肝。适用于早期肝硬化，急、慢性肝炎等症。

◈ **紫珠煮鸡蛋**

用料：鲜紫珠草 200 克，鸡蛋 4 个。

制法：将紫珠草、鸡蛋同放入锅内，加清水煎煮，蛋熟后剥壳，再煮 1 小时，使蛋色发黑。每次服鸡蛋 1 个，每日服 2 次，连服 100 个为 1 个疗程。

功效：解毒，止血。适用于早期肝硬化患者。

◈ **豆腐鸡血汤**

用料：嫩豆腐 500 克，鸡血 500 克，木耳 30 克，笋片 30 克，生姜、大蒜、葱头、胡椒、精盐、鸡精各适量。

制法：将豆腐、鸡血切成小块，与木耳、笋片一同放入锅内，放入生姜、葱头、胡椒、精盐、大蒜，煮熟，放少许鸡精调味即可食用。每日 1 次，10 日为 1 个疗程。

功效：祛浊解毒，除湿消积。适用于湿浊阻滞型肝硬化，症见腹大胀满、肋下痞胀或疼痛、食量减少、小便短少、大便不爽、舌淡红、舌苔白腻者。

◈ **清蒸桃树胶**

用料：桃树胶 10 克，玉米须 30 克，冰糖适量。

制法：将桃树胶、玉米须、冰糖一同放入蒸碗内，放少许清水，以文火隔水清蒸 30 分钟，即可食用。佐餐食用。

功效：活血，益气，止渴。适用于肝脾血瘀型肝硬化，症见腹大坚满、青筋怒张、胁腹攻痛、面色黧黑、大便色黑、舌紫暗者。

◈ **芋头当归汤**

用料：芋头 500 克，当归 30 克，白糖适量。

制法：将芋头蒸熟去皮，与当归同煮，加白糖调味即成。

功效：养胃补肝，养血化瘀。适用于慢性肝炎患者。

◈ **大枣银耳汤**

用料：大红枣 15 枚，银耳 15 克。

制法：将银耳浸泡，放入大枣共煮成汤，频饮食之。

功效：健胃补脾，清热凉血。适用于慢性肝炎患者。

◈ **海蜇荸荠汤**

用料：鲜海蜇 150 克，荸荠 250 克。

制法：将海蜇洗净。将荸荠洗净去皮，切成片，同放在砂锅中，加适量清水煎煮成汤。每日 2 次，每次饮 1 小杯。

功效：软坚化痰，清热解毒。适用于急、慢性病毒性肝炎患者。

◈ **佛手茯苓汤**

用料：佛手 10 克，茯苓 25 克，白芍 15 克，陈皮 5 克，牛肉 150 克，生姜 10 克，大枣 10 枚，精盐适量。

制法：将牛肉洗净，斩成小块。其余用料洗净，生姜拍烂。把全部用料放入锅内，加入适量的水，文火煮 2～3 小时，加精盐调味，适量饮用。

功效：补脾柔肝，祛湿止泻。适用于无黄疸型乙肝属于肝脾不和者，症见肝区不适、腹肋时痛、大便溏泻、嗳气食少等。

◈ **海带冬瓜汤**

用料：海带 30 克，冬瓜 250 克，虾皮 15 克，香菇 15 克，植物油、清汤、精盐、鸡精、香油各适量。

制法：① 海带用冷水浸泡 2 小时，其间可换水数次，洗净后，切成菱形片，备用。虾皮、香菇分别用温开水浸泡，香菇切成两半，与虾皮同放入碗中，备用。

② 将冬瓜去瓤、子，切去外皮，洗净后，剖切成冬瓜块，备用。

③ 烧锅置火上，加植物油烧至六成热，加入冬瓜块煸炒片刻，再加入虾皮、香菇、海带片及清汤适量，用大火煮沸，改用小火煨煮 10 分钟，加精盐、鸡精，拌匀，再煮至沸，淋入香油即成。佐餐服食，当日吃完。

功效：散瘀消肿，软坚散结，祛脂减肥。适用于各种类型的高脂血症、肥胖症、脂肪肝，对肝经湿热、痰湿内阻型脂肪肝患者尤为适宜。

◈ **蘑菇豆腐汤**

用料：嫩豆腐 250 克，鲜蘑菇 60 克，精盐、鸡精、料酒、酱油、植物油、香油、清汤各适量。

制法：将豆腐切成小块，放冷水里，加料酒少许，待旺火煮豆腐出小孔后，弃去豆腐水。将豆腐与鲜蘑菇放入瓦罐内，加入植物油、酱油，倒入清汤（没过豆腐），用文火炖 20 分钟，撒入精盐、鸡精，淋入香油即成。

功效：补肺健脾，益气和中。适用于慢性活动性肝炎、肝硬化、重型肝炎恢复期，症见头昏耳鸣、心烦失眠、食欲不振、少气无力者。

◈ 藕汁炖鸡蛋

　　用料：藕汁 30 毫升，鸡蛋 1 个，冰糖少许。

　　制法：将鸡蛋搅匀后，加入藕汁拌匀，加少许冰糖蒸熟即可。

　　功效：止血，止痛，散瘀。适用于肝癌有出血者。

◈ 白糖煮藕粉

　　用料：藕粉 50 克，白糖适量。

　　制法：将藕粉、白糖拌匀，加适量清水，煮成稠糊状服食。

　　功效：生津止渴，清热除烦，醒酒解毒。适用于酒精肝患者。

◈ 茅根甘蔗水

　　用料：甘蔗 500 克，白茅根 150 克。

　　制法：将甘蔗、白茅根加水煎汁。代茶饮用。

　　功效：清热凉血，润肺生津，清肝和胃。适用于高血压、肝炎、膀胱炎、尿血等患者。

◈ 四花利湿汤

　　用料：木棉花 15 克，鸡蛋花 9 克，芫花 9 克，厚朴花 6 克，苍术 9 克，茯苓 30 克，泽泻 9 克，甘草 6 克。

　　制法：将以上各味加水煎服。每日 1～2 剂。

　　功效：运脾利湿，理气行水。适用于水湿内阻型肝硬化，症见腹胀如鼓、纳呆、脘闷、恶心、呕吐、小便短少、舌质淡红、舌苔白、脉细缓者。

◈ 红花化瘀汤

用料：红花 6 克，桃仁 9 克，丹参 30 克，穿山甲 9 克，当归 10 克，赤芍 10 克，丹皮 6 克，白术 10 克，泽泻 9 克，素馨花 9 克，牡蛎 30 克 (先煎)。

制法：将以上用料加水煎汁。每日服用 1 剂。

功效：行气活血，化瘀通络。适用于气滞血瘀型肝硬化，症见两胁闷胀、胁下痞块、蜘蛛痣、饭量少、舌质紫暗或有瘀点瘀斑、脉弦细涩者。

◈ 黄芪山药羹

用料：黄芪 30 克，鲜山药 150 克，精盐或白糖适量。

制法：将黄芪洗净，鲜山药洗净切片。将黄芪放锅内，加水适量，煮 30 分钟，滤去药渣，放入鲜山药片，再煮半小时，加精盐或糖调味即成。

功效：健脾益肾，强心补气，降压保肝。适用于慢性肝炎，症见精神疲乏、气短懒言、面色苍白、大便稀薄者。

◈ 灵芝黄芪汤

用料：灵芝 15 克，黄芪 15 克，猪瘦肉 100 克，生姜、胡椒、食盐、鸡精各适量。

制法：将猪瘦肉洗净，切成小块，放入沸水焯去血水，捞出，与灵芝、黄芪同入锅中炖熟，用生姜、胡椒、食盐、鸡精调味即成。食肉饮汤。

功效：健脾温肾，化气行水。适用于脾肾阳虚型肝硬化，症见腹部胀满、脘闷纳呆、神疲畏寒、肢冷水肿、小便短少、面色萎黄、舌质淡白者。

◈ 冬笋香菇汤

用料：冬笋250克，香菇50克，清汤、精盐、鸡精、植物油各适量。

制法：将冬笋剥皮切成丝，香菇切成片。锅内注油烧热，把冬笋丝、香菇片一同入锅中翻炒20分钟，加清汤、调料煮沸即可。随餐食用。

功效：疏肝健脾。适用于肝硬化、肝脾肿大、腹胀等患者。

◈ 八珍醒酒汤

用料：莲子10克，白果5克，百合5克，橘子瓣50克，核桃仁10克，红枣20克，青梅10克，山楂糕50克，白糖50克，冰糖50克，精盐、白醋、桂花汁少许。

制法：① 莲子去皮心，掰成两半。白果、青梅去衣，与山楂糕、核桃仁一起切成丁。百合掰成瓣，红枣去核。

② 将莲子、白果、百合、红枣分别置于小碗内上屉蒸熟。

③ 锅中放入清水烧开，加入白糖及冰糖使其溶化，加入莲子等果料，煮开后将精盐、白醋、桂花汁加入，用少量水淀粉勾芡，再煮开，即可出锅。

功效：醒酒提神，平肝明目。适用于酒精性脂肪肝患者。

◈ 橘味醒酒汤

用料：橘子罐头、莲子罐头各半瓶，青梅25克，红枣50克，白糖30克，白醋30毫升，桂花少许。

制法:将红枣洗净去核,置小碗中加水蒸熟。青梅切成丁。橘子罐头、莲子罐头一起倒入锅中,加青梅、红枣、白糖、白醋、桂花,清水烧开。冰镇后饮用。

功效:解酒毒。适用于酒精肝患者。

◈ **牛肉赤豆汤**

用料:牛肉250克,赤豆200克,花生仁50克,大蒜100克。

制法:将以上4味混在一起,加水煮至烂熟即成。空腹温服,分2天服完,连服20~30天。

功效:利水除湿,消肿解毒。适用于早期肝硬化患者。

◈ **猪骨酸味汤**

用料:米醋1000毫升,鲜猪骨500克(以脊柱骨为佳),红、白糖各125克。

制法:将猪骨砸碎,与其他3味共煮(不加水)30分钟,再用纱布滤去渣滓即可。每日3次,每次30~40毫升,饭后服用。

功效:滋肝补髓。适用于丙氨酸氨基转移酶升高的患者。

◈ **脊骨海带汤**

用料:动物脊骨500克,海带丝100克,精盐、鸡精、醋、胡椒粉少许。

制法:将海带丝洗净,先蒸一下。将动物脊骨炖汤,汤开后去浮沫,投入海带丝炖烂,加精盐、鸡精、醋、胡椒粉即可。食海带,饮汤。

功效:软坚散结,消痰平喘,通肠利水。适用于慢性肝炎患者。

◈ 猪肚薏苡仁汤

用料：薏苡仁250克,当归10克,紫菜10克,猪肚1个。

制法：将猪肚洗净。将薏苡仁浸泡,去杂物。当归用酒洗净,紫菜洗净浸泡。将薏苡仁、当归、紫菜放入猪肚,用麻绳扎封肚口,蒸熟,吃猪肚、薏苡仁及紫菜。

功效：健脾益肾,清热祛湿。适用于急、慢性肝炎,症见肝区疼痛、腹胀水肿、舌苔白厚、食欲不振者。

◈ 红花炖猪胰

用料：红花9克,素馨花9克,猪胰1个。

制法：猪胰洗净,切块,入红花、素馨花隔水炖熟,饮汤食猪胰。

功效：行气活血,化瘀通络。适用于气滞血瘀型肝硬化,症见两胁闷胀、胁下痞块、食欲减退、舌质紫暗、脉弦细涩者。

◈ 茅根猪肉汤

用料：猪瘦肉250克,茅根150克,精盐、鸡精各少许。

制法：将茅根洗净放入锅中,加水煮沸,去渣,放入切成片的猪瘦肉,煮汤。肉煮熟后加入调味品即可。吃肉喝汤,每日2次,每次1小碗。

功效：清热凉血。适用于急性病毒性肝炎患者。

◈ 竹笋炖鸡汤

用料：鲜竹笋500克,鸡肉250克,大葱2根,姜片、精盐、鸡精、白糖、料酒、植物油、鸡汤各适量。

制法：①将鲜竹笋剥去外皮，洗净，入开水中煮10分钟，漂入清水中1小时，粗的对剖，切成4厘米长的条。将鸡肉洗净，切成4厘米长、2厘米宽的条。姜、葱洗净，姜拍碎，葱切段。

②将锅置中火上，注油烧热，放入鸡肉炸熟，捞出沥油。

③锅留底油，放入笋条煸炒，加鸡汤兑成鲜汤，放入鸡肉条烧开，烹入精盐、料酒，投入姜、葱，烧至竹笋熟时出锅，调入白糖、鸡精即成。

功效：健脾利湿，消脂减肥。适用于肥胖型脂肪肝患者。

◈ 薏苡仁炖鸭汤

用料：薏苡仁40克，鸭肉、冬瓜各800克，猪瘦肉100克，肉汤1500毫升，葱、姜、精盐、料酒、胡椒粉、植物油各适量。

制法：①鸭肉洗净放入沸水中，余去血水，切成长方块。猪肉洗净，切成长方块。冬瓜去皮洗净，切成长方块。姜洗净，拍碎。葱洗净切长段，薏苡仁洗净。

②锅置火上，注油烧热，下姜、葱煸出香味，注入肉汤、料酒，下入薏苡仁、鸭肉、猪瘦肉、精盐、胡椒粉，煮至肉七成熟时，下冬瓜炖熟即成。

功效：健脾，清热，降脂。适用于脂肪肝、肥胖症患者。

◈ 当归鸭血汤

用料：鸭血200克，当归15克，精盐、鸡精各适量。

制法：将鸭血洗净，与当归一同放入砂锅内，加清水适量，用大火煮开，再用小火煮20分钟，调入精盐、鸡精，略煮即成。

功效：补血养阴。适用于肝肾阴虚型肝硬化患者。

◈ 赤豆鲤鱼汤

用料：鲤鱼 1 条（约重 500 克），赤小豆 100 克，陈皮 6 克，白糖适量。

制法：将鲤鱼去鳞杂，洗净，与赤小豆、陈皮同放入锅中，煮至熟烂，加入白糖即成。

功效：滋补肝肾。适用于肝硬化、肝腹水患者食用，也可以作为黄疸型肝炎、慢性胆囊炎、胰腺炎患者的辅助治疗食品。

◈ 鲫鱼黄芪汤

用料：活鲫鱼 1 条（重约 400 克），黄芪 30 克，葱、姜、精盐、鸡精适量。

制法：将活鲫鱼去鳞、鳃及内脏，洗净。将黄芪洗净，切成片，用纱布袋装好，扎紧口放入锅中，加清水适量，煮约 30 分钟，下入鲫鱼、葱、姜同煮，待鱼熟后，捞去药袋，加入精盐、鸡精调味即可。

功效：补气升阳，利尿退肿。适用于肝硬化腹水患者。

◈ 泥鳅豆腐汤

用料：鲜豆腐 100 克，泥鳅数条。

制法：将泥鳅放入盆中养 1~2 日后取出，宰洗干净，切成 3 厘米长的段，与豆腐共放锅中，加水适量，煮至烂熟。吃泥鳅、豆腐喝汤，每日 1 次，每次 1 小碗。

功效：补中益气，滋阴壮阳。适用于急、慢性黄疸型肝炎患者。

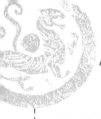

肝
病
的
治
疗
与
调
养

◈ **黄蚬子汤**

用料：黄蚬子 500 克，精盐少许。

制法：将黄蚬子洗去泥沙，加水煮汤，用适量精盐调味即成。食肉饮汤，连服 3～6 日。

功效：补脾养肝，清热解毒。适用于病毒性肝炎患者。

◈ **酢浆草腹皮汤**

用料：酢浆草 15 克，大腹皮 15 克，火炭母 30 克，猪瘦肉 150 克，陈皮 6 克，生姜 10 克，大枣 5 枚，精盐适量。

制法：将猪瘦肉洗净，斩成小块。生姜洗净，拍碎，其他用料洗净，备用。把全部用料放入锅内，加清水适量，文火煮 1～2 小时，加精盐调味，适量饮用。

功效：清热利湿，理气消滞。适用于无黄疸型乙肝属于肝胆湿热者，症见头身困重、脘腹胀满、纳呆呕恶、大便不爽、口甜口腻、舌苔黄等。

◈ **红小豆冬瓜汤**

用料：红小豆 80 克，带皮冬瓜 350 克。

制法：将红小豆、冬瓜一并煮汤服用。每日 1 剂。

功效：消炎利水。适用于肝硬化有少量腹水者。

◈ **板蓝根煨红枣**

用料：板蓝根 30 克，红枣 20 枚。

制法：将板蓝根洗净，切片后放入纱布袋，扎口，与洗净的红枣同入砂锅，加水浸泡片刻，中火煨煮 30 分钟，取出药袋,即成。早晚各 1 次。

功效:清热解毒,补血养血。适用于各型病毒性肝炎。

◈ 丁香蒸猕猴桃

用料:猕猴桃 2 个,丁香 20 粒,冰糖 50 克。

制法:将猕猴桃洗净,削去皮,用竹签在每个猕猴桃上均匀地扎 10 个小孔。将丁香洗净,分别塞入猕猴桃的每个小孔内,再把猕猴桃放入碗中,加盖后入笼,用大火蒸约 30 分钟后取出,放入盘中,拣去丁香。锅置旺火上,加入少许清水,加入冰糖,煮至溶化,出锅浇在猕猴桃上即成。

功效:和胃止逆。适用于慢性肝炎、慢性肾炎和痛经等症患者。

◈ 佛手花疏肝汤

用料:佛手花 9 克,素馨花 9 克,白芍 30 克,炙甘草 6 克,党参 30 克,白术 10 克,茯苓 15 克。

制法:将以上用料加水煎汁。每日服用 1～2 剂。

功效:疏肝健脾,行气止痛。适用于肝郁脾虚型肝硬化,症见神疲乏力、食欲减退、胸腹闷胀、两胁胀痛、嗳气不舒、急躁易怒、恶心呕吐、舌质淡红、舌苔白、脉弦者。

◈ 茵陈蒲公英汤

用料:茵陈 100 克,蒲公英 50 克,白糖 30 克。

制法:取茵陈、蒲公英加水 500 克,煎取 400 克,加白糖即成。分 2 次服,每日 2～4 次。

功效:清热解毒,利胆退黄。适用于急性黄疸型肝炎发热患者。

◈ 马齿苋煮鸡蛋

用料：马齿苋适量,鲜鸡蛋2个。

制法：用马齿苋加水煎汁,用汁煮鸡蛋。每天1次,连汤服用。

功效：清热解毒,消肿去瘀。适用于肝癌发热不退、口渴烦躁者。

◈ 蜈蚣草炖鸭蛋

用料：蜈蚣草100克,青壳鸭蛋1个。

制法：将蜈蚣草、青壳鸭蛋放入锅中,加水清炖。将炖好的药汤当茶饮,次数不拘,蛋吃与不吃均可。约喝4天后,尿液如茶褐色,表示已有药效,肝毒已被排出,如继续服用,尿色可恢复正常。

功效：退黄利湿。适用于黄疸型肝炎患者。

◈ 五味子蒸鸭蛋

用料：五味子250克,新鲜青壳鸭蛋12个,白糖50克。

制法：① 将五味子洗净,倒入砂锅中,加冷水4碗,浸泡1小时,用小火煎1小时。约剩下浓汁1碗时,滤出汁水,倒入小砂锅内,调入白糖,用小火烧沸1分钟,至白糖溶化时,离火,置入碗中,备用。

② 将鸭蛋洗净,连壳煮至半熟(即蛋白已经结成固体,蛋黄的一小部分开始凝结,大部分尚处于流汁状态),大火烧沸后3分钟,离火;待鸭蛋冷却后,用粗筷子打一洞口,让大

部分蛋黄流出,将五味子甜浓汁注入蛋中,灌满后,用两层纸糊封洞口,全蛋再用黄泥糊上一层。

③ 将处理过的鸭蛋放入蒸笼内,蛋的洞口朝上,隔水蒸1小时即成。

④ 每日2次,每次1个。食用时,洗净黄泥,撕去封口纸,用吸管饮药汁,然后剥壳吃蛋白。

功效:养五脏,除虚热,补肝气,生津解毒。适用于肝硬化患者。本方有降低氨基转移酶的作用,肝病患者常食此方,能使受损的肝细胞逐渐得到修复。

◈ 白萝卜煮牛肉

用料:牛肉2000克,白萝卜1000克,黄酒40毫升,葱段、精盐各适量。

制法:① 将牛肉、萝卜分别洗净,切成块。

② 锅内注油烧热,放入牛肉,炒5分钟,加黄酒焖烧10分钟后,倒入砂锅,加水用旺火煮开,再加葱段、黄酒,改以小火炖3小时左右,倒入萝卜块,加精盐适量,再炖1小时,至牛肉、萝卜均已煮烂为止。饭前空腹服食,或佐膳食用。

③ 每日三餐食用,每次食量50~60克。

功效:疏肝补脾。适用于肝郁脾虚型肝硬化患者。

◈ 夏枯草猪肉汤

用料:夏枯草30克,猪瘦肉100克,精盐、鸡精各适量。

制法:将夏枯草、猪瘦肉共煮汤,用精盐、鸡精调味即成。

功效:清肝明目,消肿散结。适用于病毒性肝炎患者。

◈ **猪肉枸杞子汤**

　　用料：枸杞子 30 克，猪瘦肉 300 克，精盐、鸡精各适量。

　　制法：将枸杞子、猪瘦肉共煮成汤，调味即成。

　　功效：滋肝补肾，滋阴润燥。适用于慢性肝炎、肝硬化和重型肝炎恢复期。

◈ **猕猴桃根炖肉**

　　用料：鲜猕猴桃根 100 克，猪瘦肉 200 克。

　　制法：将鲜猕猴桃根、猪瘦肉放入砂锅内，加水同煮，炖熟后去药渣即成。

　　功效：清热解毒，利湿活血。适用于肝癌患者。

◈ **山药枸杞蒸鸡**

　　用料：净母鸡 1 只（约 1500 克），山药 40 克，枸杞子 30 克，鲜香菇、火腿、笋片各 25 克，料酒 50 毫升，清汤 1000 毫升，精盐、鸡精各适量。

　　制法：将净鸡去爪，剖开脊背，抽去头颈骨留皮，入沸水锅内汆一下，取出洗净血秽。将山药去皮，切成长 7～10 厘米的纵片，枸杞子洗净。把鸡腹向上放在汤碗内，辅料铺在上面，加入精盐、鸡精、料酒、清汤，上笼蒸 2 小时至鸡肉熟烂。

　　功效：补肝肾，益精血。适用于营养不良型脂肪肝患者。

◈ **茯苓清蒸桂鱼**

　　用料：茯苓 15 克，桂鱼 150 克，调料适量。

　　制法：将桂鱼收拾干净，与茯苓同放入锅中，加清水、调料，同蒸至熟烂。吃鱼喝汤。

功效：健脾利湿,益气补血。适用于慢性肝炎患者。

◈ 蒸带鱼女贞子

用料：鲜带鱼1条,女贞子20克。

制法：将带鱼去内脏及头、鳃,切成段,清理干净,放入盘中,入蒸锅蒸熟。取蒸熟带鱼的上层之油与女贞子混合,加水再蒸20分钟后取汁服用。

功效：健脾利湿,补肝明目。适用于迁延型肝炎、慢性肝炎患者。

◈ 金钱草砂仁鱼

用料：金钱草、车前草各60克,砂仁10克,鲤鱼1尾,精盐、生姜各适量。

制法：将鲤鱼去鳞、鳃及内脏,与其他3味中药加水同煮,鱼熟后加精盐、生姜调味。

功效：化湿醒脾,行气温中。适用于脂肪肝,症见小便不利、水肿胀满者。

◈ 板蓝根田螺汤

用料：板蓝根15克,车前子15克,白豆蔻8克,田螺30~40个,猪瘦肉100克,生姜10克,大枣15枚,精盐适量。

制法：将田螺用清水漂洗半天,烫死,取出螺肉。将其他用料洗净。将全部用料(除白豆蔻外)放入锅内,加清水适量,用文火煮1.5~2小时后,放入白豆蔻,再煮6~10分钟,加精盐调味,适量饮用。

功效：清热利水,除湿解毒。适用于无黄疸型乙肝属于湿热郁结者,症见发热困倦、肝区胀痛、脘腹胀满、纳呆厌油、恶心欲吐、口苦心烦等。

◈ **玉米须蚌肉汤**

用料:玉米须 50 克,蚌肉 120 克。

制法:将蚌肉放入瓦罐,用文火煮熟,再放玉米须一起煮烂。每次吃蚌肉 30 克,喝汤 100 毫升。急性黄疸期每日 2 次,黄疸消退后隔日 1 次。

功效:利胆利尿,清热解毒。适用于黄疸型肝炎患者。

◈ **什锦猕猴桃果羹**

用料:猕猴桃 250 克,橘子、苹果、香蕉各 50 克,湿淀粉、白糖各适量。

制法:猕猴桃洗净,去皮,切成块。橘子、苹果洗净,去皮、核,切成小丁。香蕉去皮,切成丁,放入盘中备用。锅中加入清水和各种果丁,煮沸后加入白糖,用湿淀粉勾芡即成。

功效:滋阴润燥,降压护肝。适用于慢性肝炎、脂肪肝、慢性支气管炎等患者食用。

◈ **翠衣番茄豆腐汤**

用料:西瓜翠衣 30 克,番茄 50 克,豆腐 150 克,精盐、鸡精、香油各适量。

制法:将西瓜翠衣、番茄和豆腐全部切成细丝,加水煮汤,调味即成。

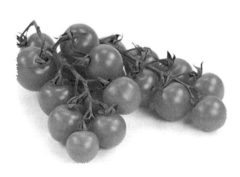

功效：健脾消食，清热解毒，利尿利湿。适用于慢性肝炎患者。

◈ 虫草香菇炖豆腐

用料：冬虫夏草 10 克，香菇 20 克，豆腐 200 克，葱花、姜末、精盐、鸡精、清汤、植物油各适量。

制法：将冬虫夏草、香菇用冷水泡发，洗净。将香菇切丝，豆腐切成块，一同入油锅熘炒片刻，加精盐、鸡精、葱花、姜末，加清汤少许，用文火烧煮 30 分钟即成。佐餐当菜，适量服食，当日吃完。

功效：滋肝补肾，温中益气。适用于肝肾阴虚型肝硬化，症见右肋隐痛、头昏耳鸣、腰酸乏力、手心燥热、形体偏瘦、舌质红、脉细弱者。

◈ 枸杞当归煲鹌鹑蛋

用料：枸杞子 30 克，当归 30 克，鹌鹑蛋 10 个。

制法：将当归洗净，切成片，与拣净的枸杞子、鹌鹑蛋同入砂锅，加水适量，煨煮 30 分钟，取出鹌鹑蛋，去壳后再回入锅中，小火同煨煲 10 分钟即成。早晚各 1 次，当日吃完。

功效：补气强精，滋肝补肾。适用于肝阴不足型病毒性肝炎患者。

◈ 田基黄蜜枣猪肝煲

用料：田基黄 30 克，蜜枣 8 枚，猪肝 100 克，精盐适量。

制法：将猪肝切成片，与田基黄、蜜枣一起放入锅中，加清水适量煎煮，加食盐少量，去渣饮汤食猪肝。

功效：清热祛湿，散瘀解毒，扶正护肝。适用于急、慢性肝炎湿热明显者。

◈ **红小豆冬瓜炖黑鱼**

用料：鲜黑鱼 250 克，冬瓜连皮 500 克，红小豆 100 克，葱头 3 个。

制法：鲜黑鱼去鳞、去肠杂，洗净。冬瓜洗净，切片。葱头切片。将黑鱼、葱头、冬瓜、红小豆放入锅中，加适量清水，共炖熟烂即可。

功效：补脾，利水，消肿。适用于肝腹水患者。